Fayçal Zeroual

EXAME CLÍNICO DO TRACTO GENITAL DA VACA

Fayçal Zeroual

EXAME CLÍNICO DO TRACTO GENITAL DA VACA

ScienciaScripts

Imprint

Any brand names and product names mentioned in this book are subject to trademark, brand or patent protection and are trademarks or registered trademarks of their respective holders. The use of brand names, product names, common names, trade names, product descriptions etc. even without a particular marking in this work is in no way to be construed to mean that such names may be regarded as unrestricted in respect of trademark and brand protection legislation and could thus be used by anyone.

Cover image: www.ingimage.com

This book is a translation from the original published under ISBN 978-620-6-70627-4.

Publisher:
Sciencia Scripts
is a trademark of
Dodo Books Indian Ocean Ltd. and OmniScriptum S.R.L publishing group

120 High Road, East Finchley, London, N2 9ED, United Kingdom
Str. Armeneasca 28/1, office 1, Chisinau MD-2012, Republic of Moldova, Europe
Printed at: see last page
ISBN: 978-620-7-91550-7

Conteúdo

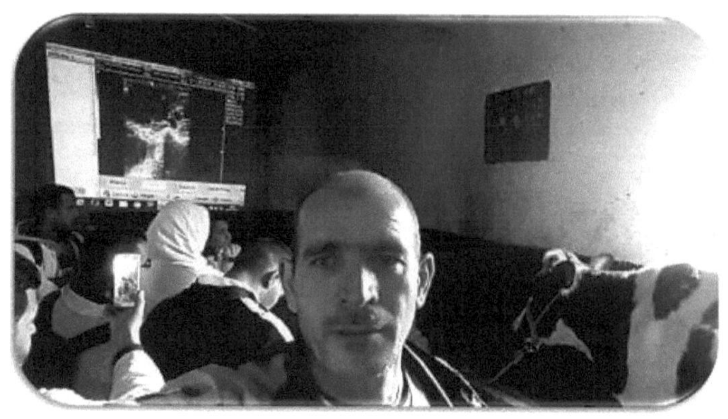

O módulo "Patologia reprodutiva", que descrevo como um "módulo-chave" em medicina veterinária, abrange as patologias mais dominantes e difundidas nas várias explorações de bovinos, especialmente as destinadas à produção de leite.

Este módulo trata de uma relação muito estreita com a reprodução, para além do seu papel, interesse e lugar indispensável no sector socioeconómico. Ocupa, por isso, um lugar de extrema importância na prática clínica dos bovinos em geral, tanto mais que, hoje em dia, as doenças e problemas associados aos órgãos genitais da fêmea bovina são cada vez mais acentuados e complexos, exigindo um bom domínio do assunto para uma otimização económica. Esta perícia, utilizada num exame especial do trato genital da vaca, ajuda-nos claramente a compreender as causas destas anomalias, conhecidas como etiologias, e assim estabelecer um diagnóstico fiável e preciso. Estes diagnósticos exactos permitem escolher os melhores métodos terapêuticos.

Este manual destina-se, por conseguinte, aos estudantes de veterinária do ciclo clínico e aos veterinários em exercício que trabalham em clínicas rurais, principalmente no domínio da patologia reprodutiva das vacas, e que pretendem melhorar as suas aptidões e competências neste domínio.

Doutor **ZEROUAL**. Fayçal

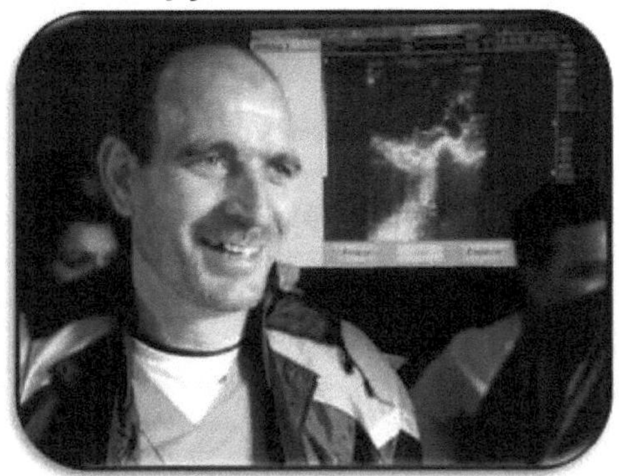

INTRODUÇÃO

O estilo de vida humano evoluiu ao longo de centenas de milhares de anos, passando de caçador-recolector a agricultor-criador... Este último estilo de vida sedentário exige, portanto, duas coisas: o domínio da produção (animal e vegetal) em quantidades suficientes (alimentos) para um ciclo anual e o domínio das técnicas de conservação e de armazenamento para essas mesmas durações. A produção animal, e mais especificamente a produção bovina, está constantemente a ganhar valor e importância na medicina veterinária, particularmente em termos de técnicas de reprodução. A autossuficiência da sociedade, principalmente em carne vermelha mas também em leite, é um critério de desenvolvimento da agricultura, levando à estabilização de outros sectores sócio-económicos do país. Do nosso ponto de vista, a obtenção desta autossuficiência está intimamente ligada a um bom domínio e a um perfeito conhecimento do campo veterinário e da patologia reprodutiva, bem como ao domínio dos métodos de gestão da exploração, uma vez que estes são a pedra angular de uma criação bem sucedida. O exame clínico do trato genital feminino das vacas continua a ser uma das tarefas mais difíceis para os veterinários e os estudantes. Esta competência, que se tornou profissional, é obtida através da formação e da repetição prática contínua e regular, também conhecida como "experiência profissional". De facto, para conseguir uma boa formação e assegurar uma grande colheita de conhecimentos que permita um melhor domínio do ato e da prática neste sentido, julgamos que o aluno nas sessões de formação clínica deve, em primeiro lugar, manipular sobre o real, isto é, antes de passar ao imaginário, que deve ser efectuada através de métodos simples e facilmente assimiláveis, que lhe permitam ligar e construir com sucesso a realidade das imagens, de modo a poder distinguir o que é anatomo-fisiológico (normal) e o que é anatomo-patológico (anormal). Para adquirir e desenvolver estes gestos técnicos de palpação rectal, o clínico deve realizar um grande número de sessões de treino centradas nos pontos de referência básicos do trato genital, tais como a cavidade vaginal, o colo do útero, o corpo do útero, etc. Neste caso, o clínico ou o estudante deve praticar e realizar várias sessões clínicas num número máximo de órgãos genitais de vacas recuperados de matadouros de animais identificados e rastreados ante-mortem. No final da sua formação, estes ensaios permitir-lhe-ão adquirir um mínimo de competências práticas e de conhecimentos que lhe permitirão efetuar um diagnóstico definitivo.

1 EXAME CLÍNICO DO TRACTO GENITAL DA VACA

A/ Objectivos de conhecimento

O seu objetivo é melhorar :

1. Domínio de um exame clínico do trato genital feminino de uma vaca
2. Conhecimento e exploração das diferentes partes anatómicas do aparelho genital
3. Diagnóstico de gravidez por toque rectal
4. Fazer um diagnóstico provável de uma patologia genital
5. Fazer um diagnóstico diferencial com outras patologias genitais
6. Estabelecimento de um diagnóstico definitivo
7. Escolher o tratamento correto para a doença

B/ Objectivos de compreensão

Ter a abordagem correcta perante um caso clínico em patologia da reprodução, de forma a estabelecer um diagnóstico de certeza que permita a escolha terapêutica correcta e tornar a intervenção do clínico o mais eficaz possível.

C/ Objectivos da aplicação

Saber utilizar e explorar o equipamento e os meios clínicos adequados para a exploração dos órgãos genitais da fêmea bovina.

Explorar e aplicar com êxito os conhecimentos pré-adquiridos.

1.1 A ABORDAGEM CLÍNICA

Para além dos conhecimentos teóricos adquiridos, o bom domínio de um exame clínico exige uma coordenação e uma utilização perfeita dos órgãos dos sentidos do clínico. A confirmação dos diagnósticos efectuados pelos clínicos veterinários é claramente o resultado da combinação da informação correcta sobre as patologias reprodutivas com a estimulação correcta de certos órgãos dos sentidos. Por exemplo, certas doenças como a metrite e a acetonemia podem muitas vezes ser detectadas pelo olfato bem treinado (mau cheiro, odor desagradável, nauseabundo, etc.). Por outro lado, a visão, que desempenha aqui um papel muito importante, pode ser utilizada para distinguir o porte anormal da cauda, o corrimento e as secreções genitais, bem como a sua natureza e cor, que só podem ser vistos a olho nu. A visão pode recolher informações e observações importantes, tais como o cio, a natureza da metrite, um esboço da pélvis e o estado geral do animal. As deformações presentes e o estado geral da vulva constituem informações adicionais que conduzem a um diagnóstico correto. Estes achados fornecem certamente informações sobre uma série de apresentações patológicas ou fisiológicas, tais como a gestação, o caso de um faixe traseiro, prolapso uterino, prolapso vaginal, etc. A audição no exame do trato genital feminino da vaca não tem praticamente qualquer interesse, pois está muito mais reservada à auscultação da zona cardiopulmonar e da esfera digestiva. A sensação, também conhecida na clínica veterinária como "palpação", pode fornecer uma grande quantidade de informações sobre o estado fisiológico e patológico do trato genital feminino. A título de exemplo, podemos citar a gravidez, o estado funcional ou não funcional dos ovários, a mumificação, a presença ou ausência de quistos ou de corpos lúteos, etc. Uma conduta correcta e bem organizada exige o cumprimento imperativo de todas as fases do exame clínico, começando pelo exame geral e passando ao exame especial. O cumprimento desta abordagem conduz geralmente a uma boa escolha do tratamento, com base na confirmação de um diagnóstico definitivo. É de salientar que, quaisquer que sejam as condições, a causa, os obstáculos ou os argumentos, o exame clínico geral deve ser efectuado em todas as consultas; em caso algum este exame absolutamente necessário deve ser negligenciado. Convém igualmente recordar que uma boa capacidade de comunicação, quer com o criador, quer com o animal, favorece muito o bom desenrolar do nosso exame clínico. Esta comunicação, que se tornou uma ciência de importância capital, deve ser introduzida e mesmo desenvolvida nos programas de formação em medicina veterinária. O mesmo se aplica a certos casos de patologia psicológica, que estão a tornar-se igualmente importantes em medicina veterinária, como a pseudogestação em patologia reprodutiva.

1.2 EXAME CLÍNICO

1.2.1 Motivo da consulta, recolha de história e recordações

Na realidade, o exame do trato genital feminino da vaca, como qualquer outro exame clínico, deve começar com o primeiro contacto com o proprietário e o motivo da consulta. Este motivo determina muitas vezes o tipo e o método de intervenção escolhidos e serve para melhor selecionar e preparar o material adequado para o exame clínico. Durante este primeiro contacto, e ao longo de toda a intervenção, é essencial evitar quaisquer confrontos que possam surgir entre si e o proprietário, tendo em conta que a falta de comunicação, de informação, de explicações, de interpretações erradas ou mesmo a recusa em declarar a verdade por parte do criador podem ter um impacto negativo no bom desenrolar do exame clínico. Por esta razão, quando se desloca até ao animal, é preferível levar o máximo de equipamento possível que considere essencial no momento do exame clínico do trato genital feminino, uma vez que, de um modo geral, vários parâmetros como o tempo (disponibilidade do clínico de acordo com o seu programa), a distância, o grau de urgência e o estado do animal obrigam a estar preparado e pronto para qualquer tipo de intervenção. O clínico tem de aprender a direcionar as suas perguntas utilizando uma linguagem simples, clara, compreensível e descomplicada, de modo a que as mensagens possam ser corretamente transmitidas (evitar termos científicos e utilizar termos que sejam familiares aos criadores ou ao vocabulário dos criadores). Simultaneamente, deve recolher o máximo de informação possível e, sobretudo, aprender a receber e a filtrar a informação, coordenar as mensagens recebidas com as suas descobertas e conhecimentos adquiridos e nunca negar, fazer o criador mentir ou confrontá-lo (a sua missão está bem definida: combater, minimizar o sofrimento, tratar o animal). Se for caso disso ou se o veterinário estiver a controlar um efetivo, é aconselhável dispor de uma ficha de controlo sanitário, em papel ou em versão digital, que assegure permanentemente a notificação de todos os eventos patológicos e que inclua todas as notas sobre a vida reprodutiva passada, frequentemente designada por historial do animal (datas de cio, inseminação artificial, condições de parto, produção de leite... etc.).

É igualmente de salientar que a anamnese e a caderneta permitem reunir e recolher o maior número possível de informações sobre a história ou o passado do animal, bem como conhecer as recorrências de casos patológicos (datas e número de ocorrências, se necessário), intervenções efectuadas por outros veterinários, tratamentos realizados, vacinações efectuadas, introdução recente ou não do animal no estábulo, fases de aparecimento dos sintomas, síndromas e anomalias observadas pelo criador, modo de vida do animal, alimentação (natureza, composição, quantidade e qualidade), etc.etc. Antes de iniciar um exame clínico, é aconselhável determinar o sexo do animal, embora a confusão entre os dois sexos na espécie bovina seja quase inexistente e esteja muito mais limitada a certas patologias como o martinismo livre e o hermafroditismo. A idade, por outro lado, pode dizer-nos muito sobre a puberdade, a parturição primi ou pluri. Por outro lado, certas doenças estão intimamente ligadas à raça, como a doença da novilha branca (WHD), o martinismo livre (gemelaridade entre macho e fêmea), a morfologia do animal e a cintura pélvica, que estão muito mais ligadas ao potencial genético da vaca (casos de distócia), à produção (febre do leite, cetose) e ao seu fenótipo ou morfotipo (raça para produção de leite ou de carne).

1.3 EXAME CLÍNICO GERAL

Obrigatório e em caso algum pode ser eliminado ou mesmo negligenciado. É sempre preferível exigir a presença do proprietário. O exame clínico geral do trato genital da vaca inclui, na maioria dos casos, o exame ginecológico e o exame obstétrico, baseado essencialmente num exame externo e noutro interno, e é composto por :

1.3.1 Exame clínico externo :

Começa principalmente por,

1.3.1.1 Inspeção à distância ou exame clínico à distância :

De facto, é formalmente desaconselhável aproximar-se de um animal na primeira tentativa. Um exame à distância é um comportamento muito justo e razoável, que pode claramente evitar muitos acidentes, especialmente traumáticos (reacções defensivas do animal, por exemplo) ou incidentes como contracções de certas doenças zoonóticas (Figuras N°: 01 e 02).

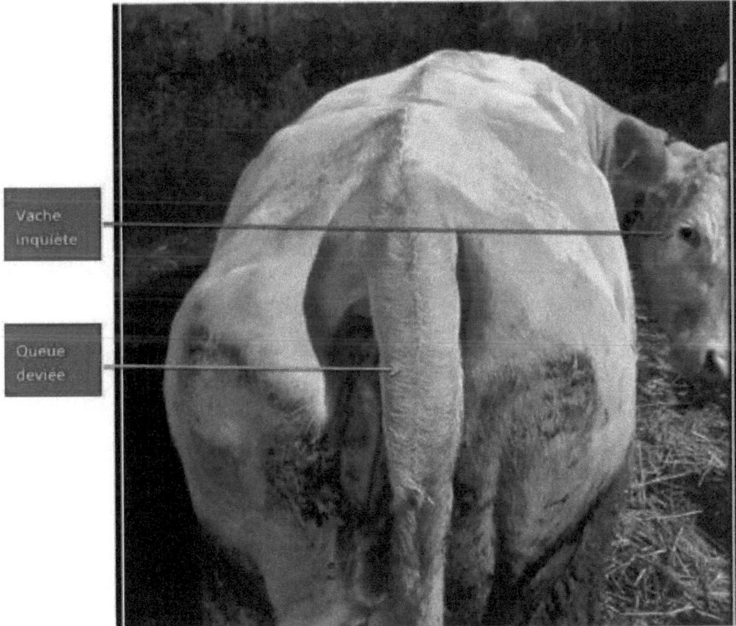

Figura 1: Inspeção à distância (Fotografia original de 2016)

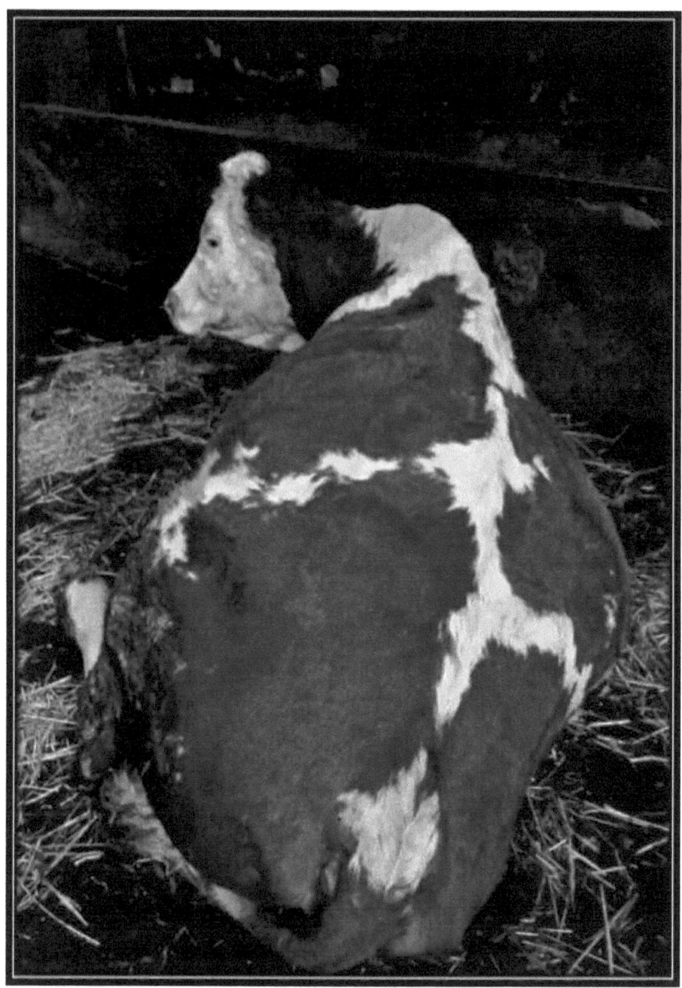

Por outro lado, um trabalho (exame) realizado com delicadeza e que tenha em conta todas as medidas de higiene, segurança, calma, luminosidade, locais espaçosos, favoráveis e seguros, favorece claramente qualquer tipo de sucesso (um bom diagnóstico ou decisão), de ganho (sem contração de zoonose, sem acidentes e sem incidentes) e de bem-estar (fácil, simples e menos cansativo de realizar) para o clínico, o proprietário e o animal. O melhor é começar por inspecionar o meio envolvente, o ambiente, verificar a presença ou ausência de pedilúvios e de medidas de higiene e prevenção, a boa manutenção do estábulo ou do local, a situação, a presença ou ausência de animais vizinhos, o estado geral dos bebedouros, comedouros, ração (quantidade e qualidade), arejamento, limpeza, manutenção dos animais, estado do solo, irrigação, nível cultural do agricultor, presença ou ausência de produtos de higiene (detergentes e anti-sépticos).etc. A tomada em consideração de todos estes factores pode fornecer informações extremamente valiosas e indispensáveis para o exame clínico; com efeito, a falta de higiene favorece claramente o aparecimento de vaginites, metrites, cervicites, salpingites, mastites, etc.).

Durante o exame clínico em patologia reprodutiva, a inspeção pode fornecer-nos informações e ajudar-nos a reunir muitos dos sinais e sintomas-chave necessários para fazer um diagnóstico correto. O animal que se apresenta na consulta de ginecologia ou de obstetrícia está triste, com dores, apático, desinteressado do que o rodeia (inconsciente), numa posição pouco habitual (auto-auscultação, decúbito, patas traseiras abertas, etc.). Com uma pelagem lisa, densa e brilhante (fisiológica), pelo contrário, baça, quebrada, leve, desgrenhada, presença de depilação ou alopécia (má alimentação, sarna, pediculose, micose, etc.). Em estado de ecce ou de falta de robustez (avaliação da pontuação, o que pode explicar uma exposição prolongada a uma alimentação excessiva ou insuficiente, parasitismo, doenças caquéticas (diarreia, tuberculose, claudicação, pneumonia ou mesmo hiperprodução de leite, etc.) (ver figura N°: 03).

Verificar igualmente a presença de deformações, de uma eventual hérnia uterina, de lesões do sistema esquelético consoante a região anatómica, que podem indicar uma fratura, uma separação ou uma doença metabólica, etc., a presença de nódulos (abcessos, quistos, hematomas, edemas ou mesmo larvas hipodérmicas), ou a presença de ectoparasitas do género Ixodidae (carraças, com avaliação da carga destes ectoparasitas hematófagos).

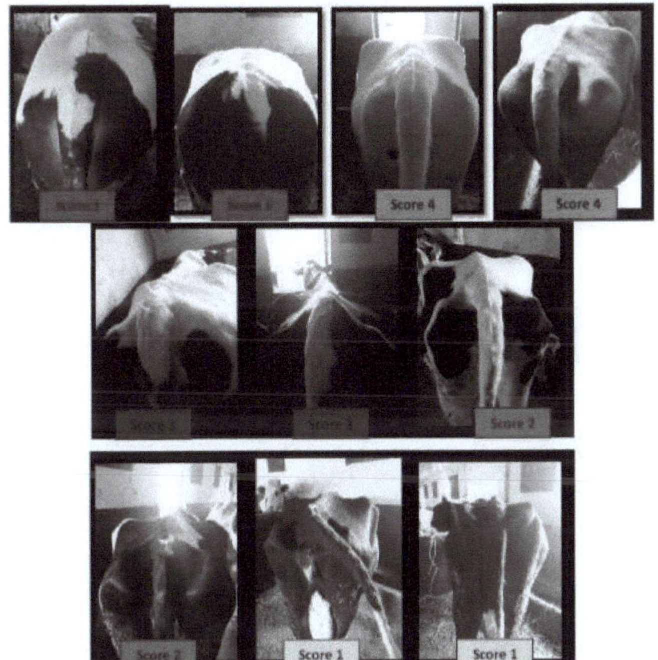

<u>Figura 3. Vista geral das vacas com excesso de peso da pontuação 5 para a pontuação 1</u>
<u>(Foto original)</u>
2016)

Todos estes factores e outros podem indicar uma consequência de um mau funcionamento dos ovários ou de uma deficiência imunitária, por exemplo. O estado dos lábios pode indicar

9

um estro ou uma gestação (inchados e túrgidos), uma vulvite ou uma picada (réptil, vespa, abelha, etc.). Um corrimento vulvar e, consoante a sua natureza, o facto de a cauda estar ou não levantada ou desviada (ver figuras 04 e 05) para os lados, pode indicar afecções do trato genital, ou estro, ou mesmo gestação (cor mais densa).

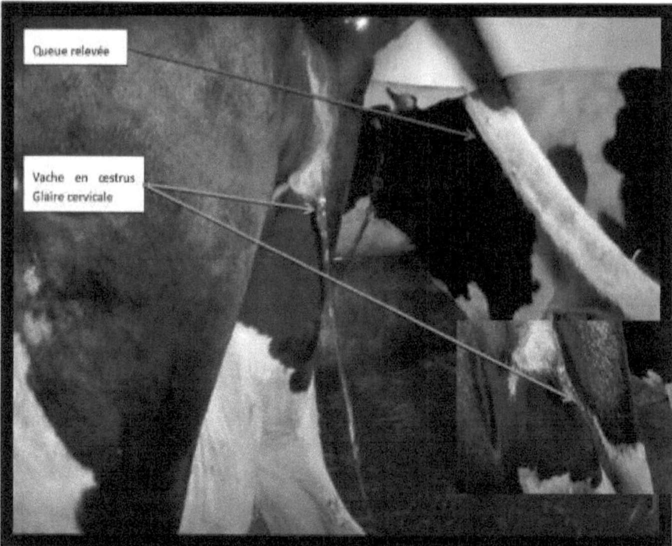

Figura 4. Vaca em cio (Fotografia original de 2015)

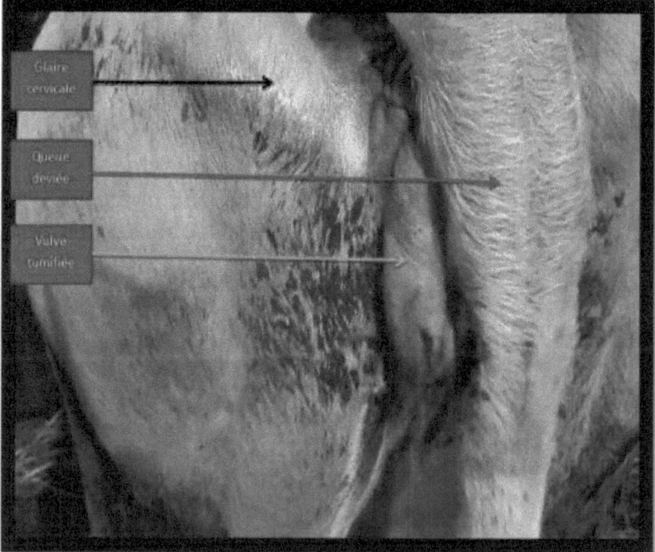

Figura 5. Vulva inchada (estro) (Fotografia original de 2016)

O reabastecimento do corpo, um dorso arqueado fora da micção habitual, assinala uma dor abdominal qualquer que seja a sua origem (animal a rastejar debaixo de si próprio) (ver figura 06).

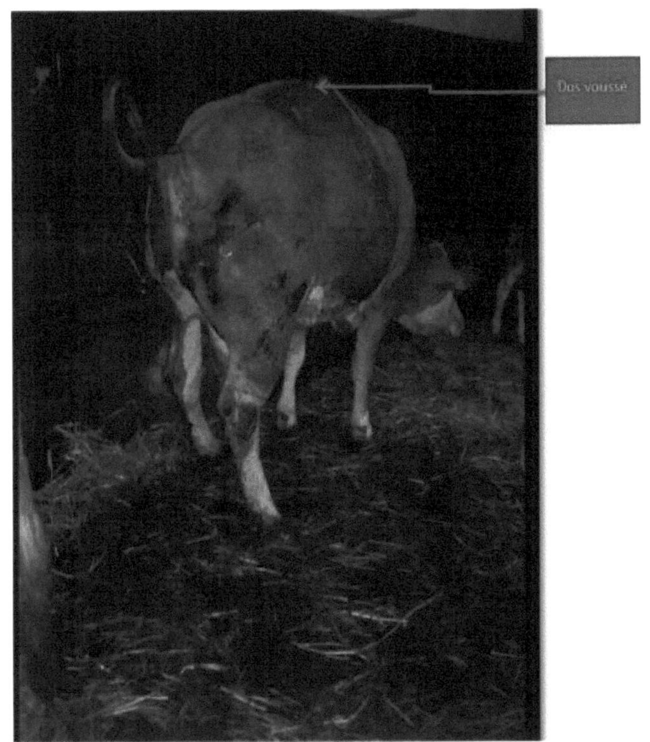

Figura 6. Costas arqueadas (Fotografia original de 2016)

O clínico deve inspecionar a simetria da pélvis (risco de deformações susceptíveis de interferir com o parto) e o estado dos ligamentos sacro-isquiais. (Ver Figura 07).

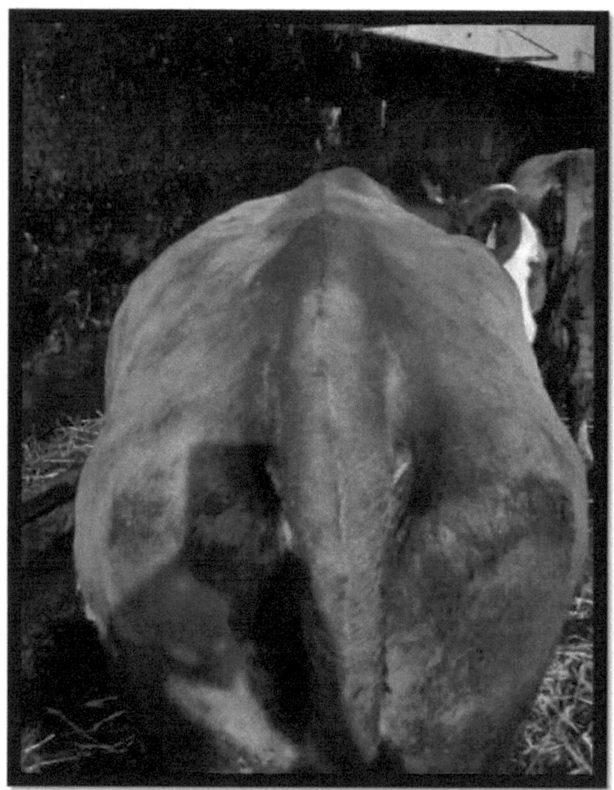

Deve observar-se se a micção é normal ou, pelo contrário, difícil e dolorosa, para além da sua natureza de micção contínua ou gota a gota (oligúria), anúria, etc. Estes fenómenos sugerem sobretudo uma lesão do aparelho urinário, mas podem também, por vezes, estar ligados a um problema ginecológico (involução uterina incompleta, retenção placentária não visível, lesão da mucosa uterina, etc.) (Figura 08).

Na presença de agitação, movimentos contínuos, pisoteio, deitar e levantar consecutivos, sugerem parto iminente ou distócia.

Se não se consegue levantar, não exclua acidentes pré ou pós-parto e pense em fracturas pélvicas, entorses, rupturas musculares, tendinites ligamentares, etc,

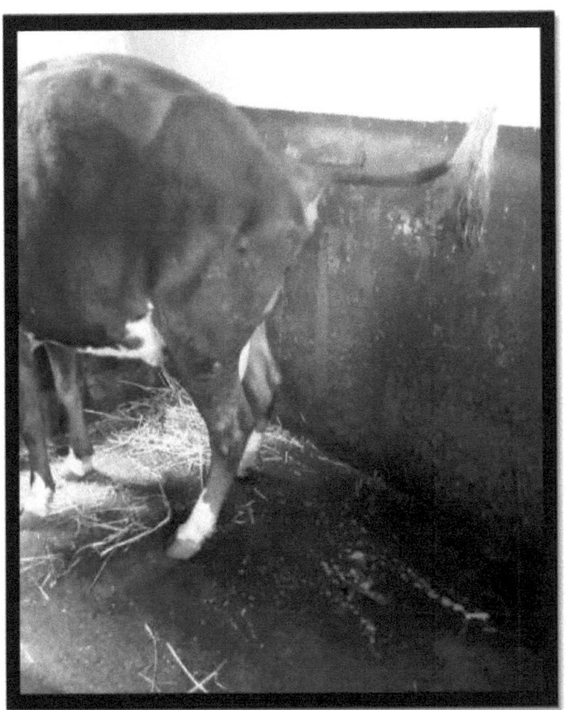

Em caso de descarga vulvar ou de descarga de muco, observar a coloração se for branca, viscosa, translúcida, por vezes localizada numa parte posterior do corpo a uma distância máxima igual ao comprimento da cauda ou por vezes atirada para o chão, o que pode indicar estro (figura 09). Este muco pode por vezes ser mais denso e de cor branca acre, o que pode indicar uma gestação.

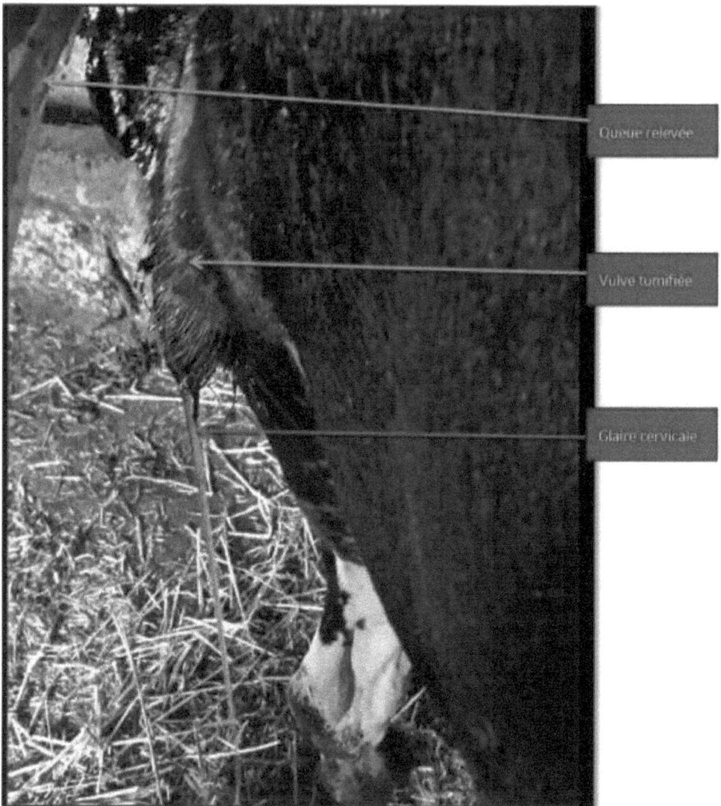

Figura 9. Vaca em cio (Fotografia original de 2015)

Podem ser detectados outros corrimentos: mucosos, mucopurulentos, purulentos, fétidos, putrefactos ou fétidos, que indicam lesões infecciosas do trato genital (metrite, endometrite, maceração, faixe posterior, etc.). Por vezes o corrimento é sanguinolento, indicando o fim do cio, o descolamento cotiledonar ou um aborto precoce (Figuras 10 e 11).

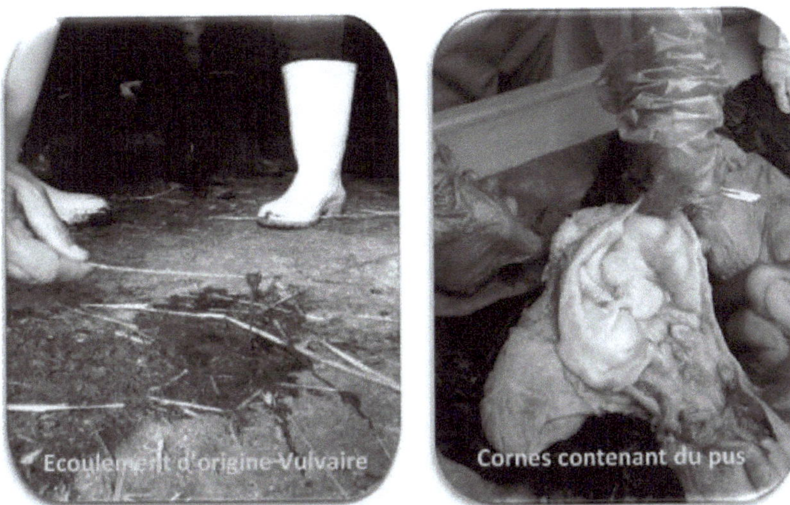

Figura 10. Diferentes tipos de descarga vulvar (Fotos originais de 2016)

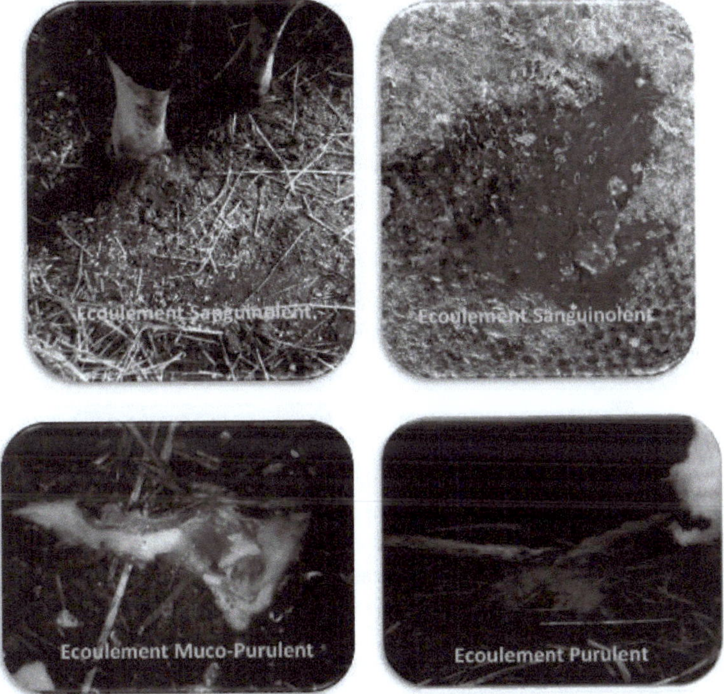

Figura 11. Diferentes tipos de descarga vulvar (Fotos originais de 2015)

1.3.1.2 Exame clínico minucioso :

Em ginecologia, este exame é frequentemente designado por "inspeção minuciosa".

Para que esta inspeção decorra sem problemas, o animal deve ser devidamente imobilizado e mantido à distância, pois nunca se deve aproximar de um animal em liberdade, mesmo que o proprietário insista que o animal é dócil. Ensine ao criador pelo menos um método de contenção derivado ou físico, se ele não estiver familiarizado com eles. Por vezes, podemos recorrer à contenção química se o considerarmos necessário (animal agressivo, perigoso, selvagem, muito agitado, intervenções dolorosas, intervenções lentas, falta de ajuda... etc.). Antes de se aproximar, é aconselhável tomar todas as medidas de segurança e de prevenção necessárias (luvas, botas, de preferência seguras, etc.), avisar o animal por fonação (recordar-lhe o seu nome, por exemplo, se for batizado), evitar gestos bruscos e movimentos rápidos (estes podem desencadear no animal reflexos ou reacções que podem ser muito perigosos), provocando-lhe também stress, etc. Deixar uma distância de segurança entre si e o animal, ter cuidado e tomar todas as precauções contra eventuais pontapés, cabeçadas, chifradas ou pisadelas, que podem provocar acidentes ou deixar sequelas graves. Em geral, é preferível começar por abordar o animal pela frente. Pelo contrário, se o animal for abordado por trás, especialmente se estiver mal preso, na maioria dos casos não o largará e procurará posições de confronto pela frente. Mostrar ao animal, um oito sobre os jarretes é bem aconselhado. Ganhe suavemente a confiança do animal acariciando-o, ou mesmo escovando-o, para lhe dar a entender que não é uma fonte de perigo ou de perturbação. Uma vez bem imobilizado, o animal é submetido ao resto do exame clínico: palpação, percussão e auscultação. Cada exame prova a sua necessidade e importância. Uma vez terminados estes, passamos ao exame clínico especial (ginecológico e/ou obstétrico). Em geral, consoante os casos, realiza-se uma palpação rectal, uma ecografia ou uma vaginoscopia.

Uma vez perto, levantar a cauda e examinar a zona perineal e o interior da cauda, procurando vestígios de secreções de origem genital (muco ou sangue se for perioestral ou pus se for patológico).

Palpar os gânglios linfáticos anorrectais de cada lado do ânus; se estiverem aumentados, indicam uma inflamação local. A borda caudal dos ligamentos sacro-isquiáticos pode ser palpada entre dois dedos para verificar se está esticada em casos normais ou relaxada algumas horas antes do parto.

1.3.1.3 Inspeção da vulva

No estado normal, a vulva é geralmente vertical e situa-se no mesmo plano que as pontas do ísquio e do ânus. Por vezes, pode ser oblíqua quando há uma perda de peso significativa devido à fusão das almofadas de gordura do períneo, porque segue a reentrância do ânus e, neste caso, parece ser "sugada" em direção ao abdómen. Esta posição oblíqua também pode ser observada antes do parto devido ao relaxamento dos ligamentos sacro-isquiais, mas torna-se permanente e anormal em certas fêmeas multíparas. A comissura superior da vulva pode desaparecer em consequência de uma laceração após um parto distócico, caso em que o ânus e a vulva se unem para formar uma cloaca.

O exame da comissura inferior revela um corrimento do trato genital: os pêlos da comissura inferior estão húmidos e unidos por estas secreções. Um corrimento fibroso e translúcido é um sinal de estro, enquanto que um muco mais viscoso pode ser visto quando a progesterona está presente (particularmente no diestro). Um muco quebradiço, turvo ou amarelado é um sinal de inflamação vaginal ou uterina. É de notar, no entanto, que estas descargas estão muitas vezes sujas de excrementos e nem sempre podem ser interpretadas.

A inspeção da vulva revela também o pequeno clítoris. Nas vacas de raça livre, os lábios da vulva são pequenos e o clítoris pode estar aumentado (Figura 12).

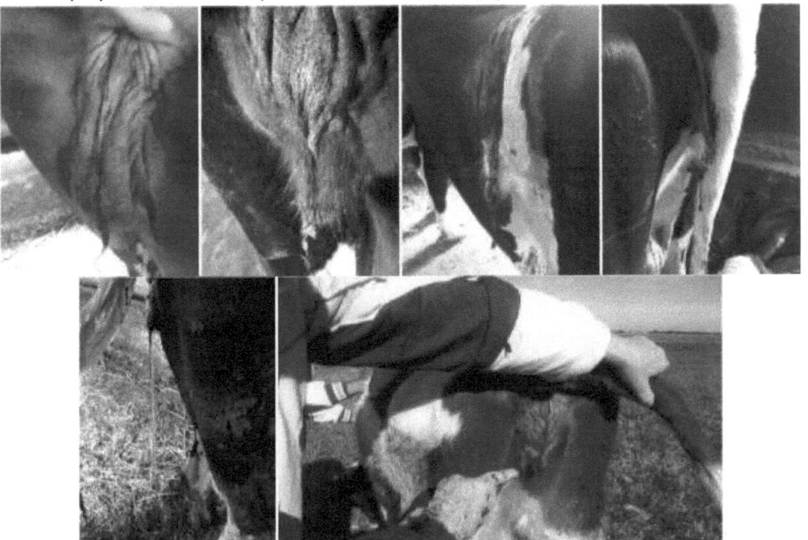

1.3.1.4 Inspeção interna

Os lábios da vulva, agarrados entre o polegar e o indicador, são afastados, revelando o clítoris. Esta inspeção interna permite avaliar a integridade e a coloração da mucosa vulvo-vestibular e a morfologia do clítoris. A mucosa vestibular é normalmente cor-de-rosa, brilhante e lisa. Estas granulações podem corresponder a uma resposta inflamatória normal do vestíbulo à flora saprófita, nomeadamente nas novilhas, ou a uma reação a agentes patogénicos específicos (vírus do herpes, ureaplasma, etc.). Esta inspeção pode ser efectuada com um vaginoscópio ou um espéculo vaginal acompanhado de uma fonte de luz, permitindo examinar a vagina e a parte posterior do colo do útero, mas a sua utilização pode facilmente provocar pneumovagina. Neste caso, nunca se deve esquecer de limpar bem a zona peri-genital, para evitar o aparecimento de metrite ou vaginite. É aconselhável mergulhar o espéculo numa solução anti-séptica, uma vez que a sua inserção pode deparar-se com bridas vaginais, hímen persistente ou estenoses cicatriciais que dificultam a inserção. A vagina pode conter muco (no cio), urina (urovagina), fezes (fístula retovaginal) ou pus (vaginite ou metrite). A parte posterior do colo do útero tem a forma de uma roseta. Na fase lútea, o colo do útero é firme e pálido; no cio, está congestionado e aberto até cerca de 1 a 2 cm de diâmetro, sendo então designado por "pleno desabrochar" (ver Figura 13). Durante toda a gestação, o colo do útero é selado por um tampão mucoso (ver Figura 14), que amolece e é expelido na última semana de gestação. Os lóquios (secreções sanguinolentas) podem ser observados 5 a 8 dias após o parto, e a mesma observação pode ser feita após a primeira reabertura do colo do útero 10 a 15 dias mais tarde. É também importante notar que a vaginoscopia pode ser utilizada para monitorizar a involução uterina, permitindo a deteção precoce de endometrite, que pode levar à incapacidade de conceber e à infertilidade.

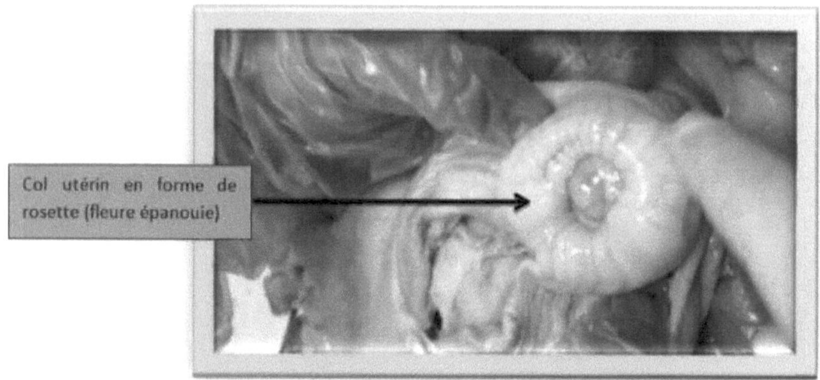

Figura 12. Cérvix uterino (flor em plena floração) (Fotografia original, 2016)

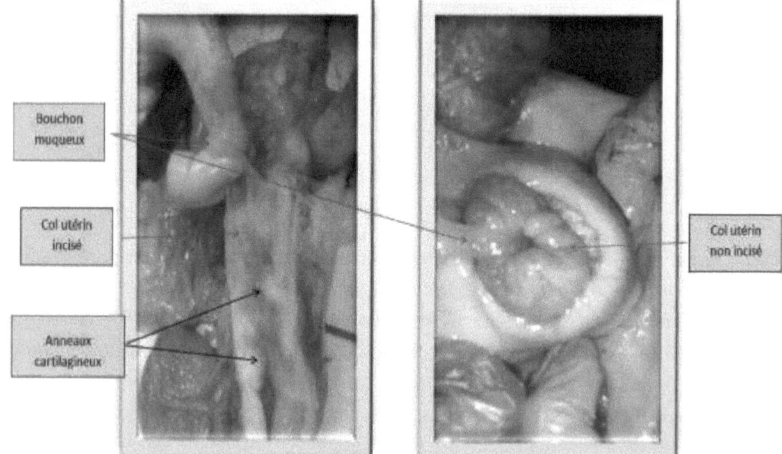

Figura 13. Tampão mucoso (Fotografia original de 2016)

1.3.1.4.1 Palpação da vulva

A palpação vaginal também requer os mesmos cuidados de higiene que a inserção do vaginoscópio, mas neste caso tem a vantagem de ser mais rápida do que o procedimento anterior. O operador usa luvas embebidas em água limpa, que neste caso é utilizada como lubrificante. Isto permite a recolha de eventuais secreções. A palpação também revela a espessura dos lábios vulvares. Os lábios são pequenos nas fêmeas de martin livre (ou seja, gémeas de um macho) e nos animais que sofrem de aplasia gonadal. Por outro lado, são mais edematosos e flácidos nos períodos de cio ou de pré-parto, e mais vermelhos e espessos nos casos de inflamação local.

A vulva pode estar sujeita a várias deformações, lacerações, cicatrizes, na sequência de uma separação difícil, abcessos ou tumores (raros). Estas deformações podem levar a um mau contacto dos lábios, o que pode provocar a passagem de ar quando o animal é movimentado (pneumovagina). A exploração vaginal está também indicada durante o parto para verificar a abertura do colo do útero e a posição do vitelo, bem como a integridade do colo do útero e da vagina após o parto.

1.3.1.4.2 Palpação transrectal

Este método propedêutico é um dos mais importantes (Figuras 15 e 16), uma vez que pode ser utilizado para :

- Exame do trato genital,
- Diagnóstico de gravidez,
- Inseminação artificial,
- Colheita e transferência de embriões,
- Tratamentos intra-uterinos,
- Teste de permeabilidade tubária,
- Punção guiada por ultrassom,
- Exame obstétrico.

Antes de iniciar a operação de palpação transrectal, é praticamente aconselhável tomar todas as medidas e precauções de segurança, para evitar qualquer probabilidade de contrair zoonoses ou outros acidentes ou incidentes.

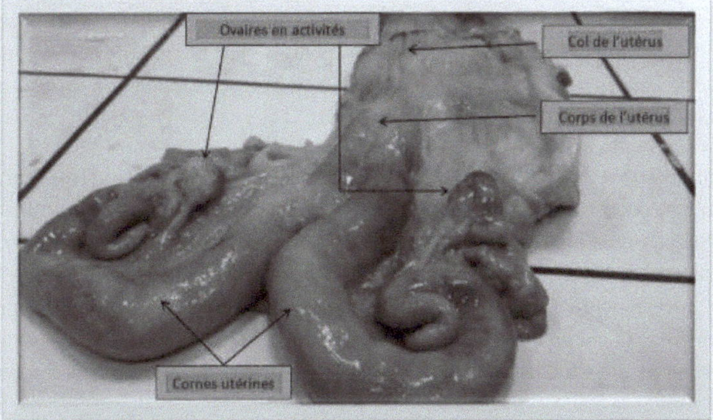

Figura 14. Órgãos genitais femininos (vaca) (Fotografia original de 2016)

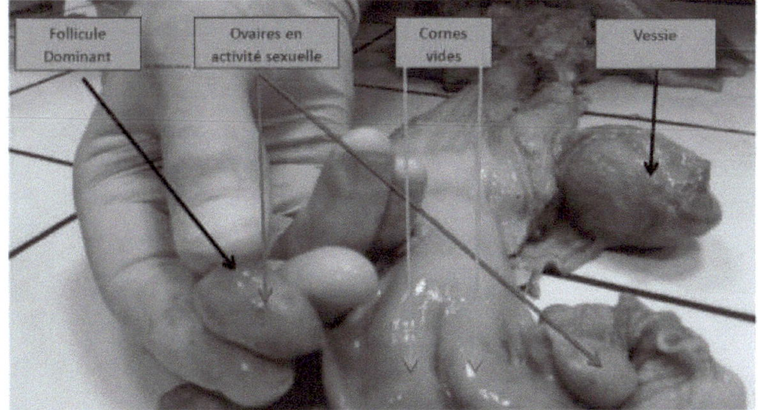

Figura 15. Órgãos genitais femininos vazios (vaca) (Fotografia original de 2016)

1.3.1.4.3 Palpação da vagina

Trata-se de um ducto ímpar, mediano, muito dilatável, com um comprimento médio de 30 cm e uma largura não superior a 5 a 6 cm na vaca, que se estende para a frente a partir do vestíbulo da vagina e se insere cranialmente à volta do colo uterino, deixando à volta do colo um fundo de saco circular, de profundidade variável consoante os indivíduos, denominado fórnix da vagina (ausente na porca e muito desenvolvido na égua). A mucosa vaginal forma pregas longitudinais pouco evidentes, mas sobretudo pregas radiais que formam um colar de três a cinco pregas que rodeiam a abertura vaginal do colo do útero. Na parte posterior, a vagina comunica com o vestíbulo vaginal através do óstio da vagina, cujo perímetro é marcado por um vestígio do hímen, uma divisória fina e incompleta de desenvolvimento variável, mais frequentemente distinta nas éguas e nas porcas do que nos ruminantes. A serosa cobre apenas muito parcialmente a vagina nos ruminantes e nas porcas (fundo de saco reto-vaginal dorsal ou fundo de saco de Douglas e fundo de saco vesico-vaginal ventral. Na égua, o fundo de saco de Douglas cobre o terço anterior da vagina. A musculatura é pouco desenvolvida. A mucosa é constituída por um epitélio escamoso estratificado. O número de camadas celulares aumenta durante o estro. A irrigação é efectuada pela artéria vaginal. A inervação simpática é fornecida pelo nervo hipogástrico e a inervação parassimpática pelos nervos sacrais. A palpação da vagina pode identificar patologias como pneumovagina, mucocolpos ou tumores.

1.3.1.4.4 Palpação do útero

Conhecido vulgarmente como útero (Metra), o útero é o órgão da gestação (ver figura 17). É um órgão oco, constituído por dois cornos, um corpo e um colo. É bipartido nos ruminantes, com os dois cornos unidos caudalmente numa pequena porção ou corpo uterino. Por si só, o útero pesa em média 400 gramas (200 a 550 gramas) e representa 1/1500 do peso vivo do animal. O revestimento do útero é constituído por três túnicas, uma serosa e uma mucosa ou endométrio. O endométrio é constituído por um epitélio simples e por uma camada própria. A espessura e o edema da prótria diminuem durante a fase progesterona do ciclo e aumentam durante a fase estrogénica.

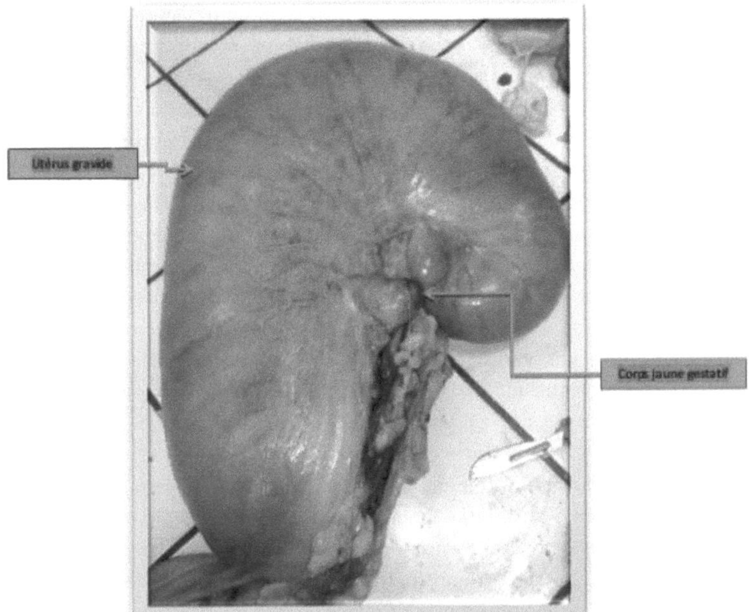

Figura 16. Útero grávido de uma vaca (Fotografia original de 2016)

1.3.1.4.5 Palpação do colo do útero

É difícil de distinguir na superfície de uma peça anatómica. É muito mais comprido (10 cm) do que o corpo uterino. Nas vacas, é fibroso e possui uma estrutura interna denominada flor, o que dificulta a cateterização (passagem com sonda ou pistola de inseminação). O colo tem a forma de um cilindro, com 7 a 10 cm de comprimento e um diâmetro entre 2 (novilha) e 5 cm (vaca). A raça desempenha um papel importante na variabilidade das medidas. Pode ter uma forma mais cónica, alargando-se na ectocérvix. É um ponto de referência essencial para o resto do exame do trato genital. A sua posição (pélvica, púbica ou abdominal) e a sua consistência (dura no período interoestral, amolecida no período oestral: as diferenças de diâmetro (<5cm, 5-10cm ou >10cm) são, no entanto, pouco perceptíveis) devem ser consideradas. Normalmente, a ponta do dedo indicador deve ser capaz de tocar na última articulação do polegar. Normalmente, deve ser possível mobilizar o colo do útero não só lateralmente, mas também anteroposteriormente. A retração do colo do útero permite não só a saída de qualquer secreção da cavidade vaginal, mas também a avaliação da presença ou ausência de fluidos abundantes no útero, fisiológicos (gestação de mais de dois meses) ou patológicos (piometria).

1.3.1.4.6 Palpação da bifurcação dos cornos

Este é o melhor local para verificar se os dois cornos uterinos são simétricos ou não.

1.3.1.4.7 Palpação dos cornos uterinos

Com um comprimento de 35 a 45 cm nas vacas grandes (variável consoante a raça), os cornos uterinos estreitam-se progressivamente em direção aos ovidutos, aos quais se juntam sob a forma de uma inflexão em "S". Têm um diâmetro de 3 a 4 cm na base e de 5 a

6 mm na extremidade. Os seus ápices são muito divergentes e situam-se lateralmente, mais ou menos no eixo da espiral. Os ovários situam-se assim ao nível do colo do útero. O bordo mesometrial (pequena curvatura) é côncavo e situa-se ventralmente nos ruminantes. O bordo livre ou grande curvatura é convexo e situa-se no lado oposto ao anterior. Os dois cornos estão unidos na sua base por dois ligamentos intercornados, um ventral e outro dorsal, que é mais curto do que o primeiro (Figura 18).

O útero é irrigado principalmente (1) pela artéria uterina, que se origina no início da artéria ilíaca interna, e (2) por um ramo uterino da artéria vaginal, que, tal como a artéria pudenda interna, deriva mais posteriormente da artéria ilíaca interna. O endométrio é cinzento-avermelhado e apresenta geralmente quatro filas longitudinais de carúnculas, mais salientes se a fêmea tiver estado grávida, sem glândulas, arredondadas ou ovais, ligeiramente deprimidas no centro nas vacas, cujo volume aumenta consideravelmente durante a gestação para formar o cotilédone fetal. [è]A palpação dos cornos também pode ser utilizada para diagnosticar a gestação, mas a partir dos 2 meses para os tratadores com

[è]e mais tarde, a partir de 3 meses, para os menos experientes (Figuras 19, 20 e 21).

Para além da sua presença (dois ou um: útero unicornuado), é importante verificar a sua consistência (flácida, firme ou tónica), mobilidade, diâmetro e posição. A consistência dos cornos é flácida durante o período diestro. Os cornos são mais firmes no período proestro e durante as primeiras 72 horas do metestro. No período de estro, os chifres são tonificados. Na vaca, estas alterações de consistência devem-se mais a alterações da contratilidade do miométrio. Na égua, por outro lado, o amolecimento dos cornos observado na fase do estro deve-se mais ao estado edematoso do endométrio. O diâmetro normal dos cornos é de 2,5 cm (à volta do corno, o dedo indicador junta-se à última articulação do polegar). Pode ser ligeiramente maior (3,5 cm: rodeando o corno, o dedo indicador chega à ponta do polegar) nas mulheres pluríparas. A palpação dos cornos ao longo da sua maior curvatura revela aderências que, em alguns casos, se apresentam como cordas de violino (flanges) mais ou menos extensas e mais ou menos espessas. Permite também identificar o grau de cicatrização da ferida interna da cesariana. O útero pode ser retraído manualmente para dentro da cavidade pélvica de várias formas: agarrando um ou outro corno uterino com a palma da mão, com os dedos a apontar para trás, prendendo o útero entre a mão e a pélvis; puxando o ligamento intercornual ou o ligamento largo. Esta retração tem também a vantagem de facilitar a libertação de eventuais descargas fisiológicas ou patológicas.

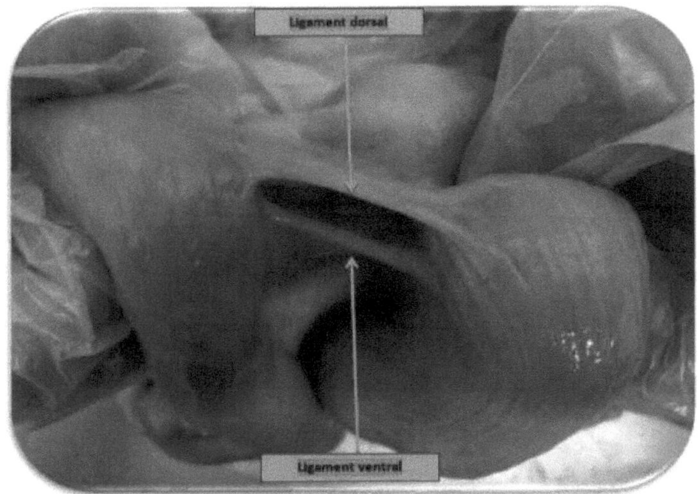

Figura 17. Ligamentos intercornados (Foto original de 2016)

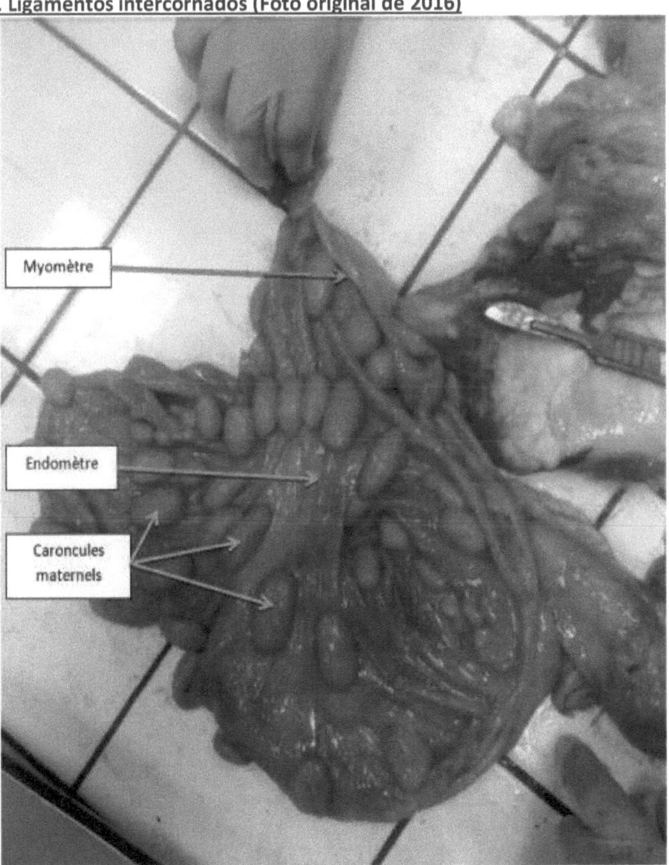

Figura 18. Órgãos genitais de uma fêmea grávida (vaca) (Fotografia original de 2016)

Figura 19. Feto de 05 meses (Bovino) (Fotografia original de 2016)

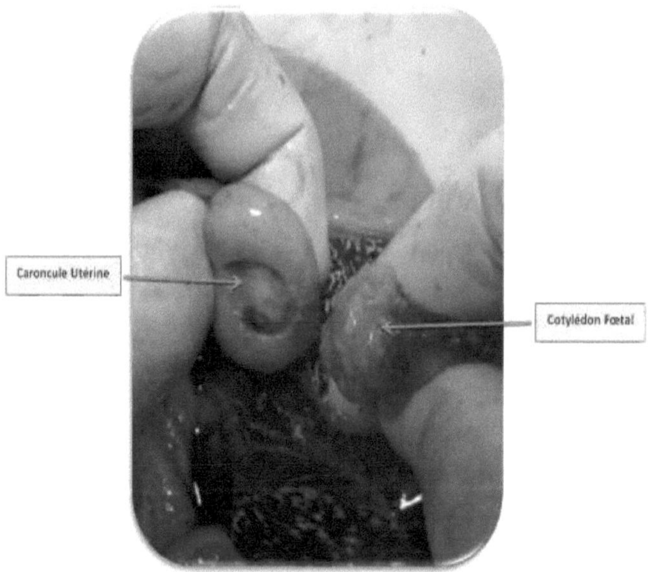

Figura 20. Placentoma (Bovino) (Fotografia original de 2016)

1.3.1.4.8 Palpação do oviduto :

Também conhecida como trompa uterina, salpinge ou trompas de Falópio, constitui a parte inicial do trato genital feminino. Recebe o ovócito, onde se dá a fecundação e as primeiras fases (D1 a D4 da gestação) do desenvolvimento do embrião. O oviduto é muito flexível, com 30 cm de comprimento na vaca e 3 a 4 mm de diâmetro. É constituído por um infundíbulo que se abre na bursa ovárica, uma ampola claramente identificável na égua e um istmo de 2

24

mm de diâmetro que se liga progressivamente ao corno uterino. O oviduto é constituído por serosa, muscular e mucosa. Geralmente só são palpáveis em situações patológicas (salpingite ou dilatação quística).

1.3.1.4.9 Palpação dos ovários :

O tamanho do ovário varia de acordo com o desenvolvimento das suas estruturas funcionais. Em média, tem 35 a 40 mm de comprimento, 20 a 25 mm de altura e 15 a 20 mm de espessura. Tem uma forma achatada, ovoide e amendoada. Pesa 1 a 2 g à nascença, 4 a 6 g na puberdade e cerca de 15 g no adulto (10 a 20 g). Em geral, o ovário direito é 2 a 3 g mais pesado do que o esquerdo.

O ovário tem um bordo livre e um bordo ao qual está ligado o mesovário, uma zona do hilo com vascularização significativa que não deve ser confundida com folículos ováricos durante o exame ecográfico. O ovário tem uma zona vascular central (medula) e uma zona parenquimatosa periférica (córtex).

A bursa ovariana é delimitada pelo mesovário, que suspende o ovário, e pelo mesossalpinge, que fixa o oviduto próximo ao ovário. O ovário é irrigado pela artéria ovárica, que nasce da parte caudal da aorta abdominal. Antes de chegar ao ovário, delega um pequeno ramo uterino. Após numerosas ramificações, atinge o hilo do ovário através do mesovário. A veia uterina coexiste estreitamente com a artéria ovárica. Este plexo está diretamente envolvido na regulação do ciclo, com a prostaglandina F2alfa a passar na vaca diretamente da veia uterina para a artéria ovárica. O ovário contém vários tipos de organelos fisiológicos: os folículos e os corpos lúteos. Em ambos os casos, existem vários tipos, cada um com as suas próprias características anatómicas e hormonais. Estas estruturas coexistem ao longo do ciclo e interagem para o regular. Normalmente, estão situados a cerca de um palmo à frente e ao lado da extremidade anterior do colo do útero. São normalmente agarrados entre os dedos indicador e médio, de modo a poderem ser palpados com o polegar. Os ovários são mais frequentemente identificados seguindo os cornos até à sua extremidade. Regra geral, os ovários distinguem-se claramente da bursa ovárica. Se tal não for o caso, a razão pode ser a presença de DIP. O primeiro passo consiste em avaliar a consistência (lisa ou granulosa) e o tamanho (pequeno: 0,5 cm ou normal: 2 a 3 cm) dos ovários. A consistência granulosa indica um certo nível de atividade ovárica, ou seja, a presença de folículos primários, secundários ou mesmo terciários. A assimetria dos ovários deve sugerir a presença de uma estrutura funcional normal (folículo de Graaf, corpo lúteo) ou de uma estrutura patológica (quistos) no ovário maior. Em segundo lugar, procuramos a presença de estruturas fisiológicas ou patológicas. Deve lembrar-se que a história, a palpação do útero e o exame vaginal são importantes auxiliares na interpretação das estruturas ováricas encontradas.

- Os folículos são classificados como primordiais (0,04 mm), primários (0,06 a 0,12 mm), secundários (0,12 a 0,2 mm), terciários (0,3 a 2 mm), pré-ovulatórios (2 a 20 mm) e De Graaf (20 a 25 mm). Histologicamente, apenas os folículos pré-ovulatórios e de De Graaf são cavitários e, portanto, visíveis por ultrassom. Anatomicamente, apenas os folículos pré-ovulatórios e de De Graaf podem ser palpados manualmente.

- O folículo maduro tem cerca de 2 cm de tamanho e não deve ultrapassar os 2,5 cm; quando este tamanho é ultrapassado, é conhecido como quisto folicular. É, portanto, liso e flutuante. O seu carácter depressivo acentua-se durante o cio. É acompanhado por um estado tónico do útero (ver Figura 22). Os folículos imaturos estão presentes em todas as fases do ciclo ou da gestação. Podem coexistir com um corpo lúteo funcional, mas neste caso o útero não é tónico. Apenas os folículos com mais de 1 cm podem ser verdadeiramente diagnosticados. O número de folículos com mais de 1 cm de diâmetro aumenta particularmente após um tratamento de superovulação.

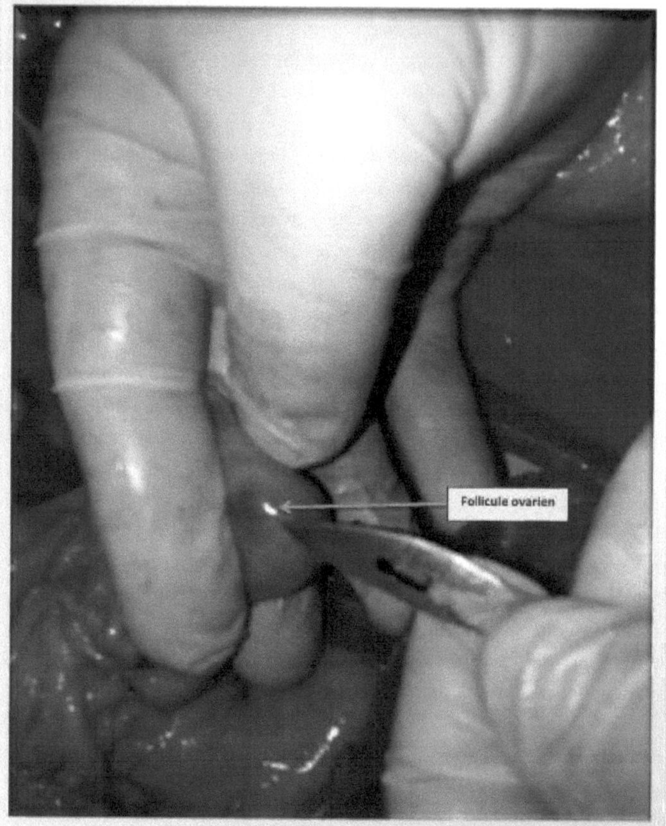

<u>Figura 21. Folículo ovariano (Bovino) (Fotografia original de 2016)</u>

- Durante a ovulação, o folículo diminui de volume, a sua parede enruga-se e a sua cavidade enche-se de um exsudado sero-fibrinoso que rapidamente coagula. Segue-se uma neoformação capilar importante, por um lado, e uma multiplicação e transformação importantes das células da granulosa em células luteais (luteócitos), por outro. Durante esta fase de desenvolvimento (primeiros dias do cio), o coágulo inicial fica infiltrado de sangue, o que justifica a designação de corpo lúteo hemorrágico ou corpo vermelho dada a esta estrutura de cor vermelha escura ou mesmo negra. Progressivamente, multiplicam-se dois tipos de células, umas derivadas da granulosa (grandes células luteais) e outras da teca (pequenas células luteais). Após alguns dias, estas células empurram a totalidade ou parte do coágulo para o centro, onde este persiste sob a forma de um simples rasto ou sob a forma de uma cavidade ou de uma cavidade mais pequena, como a que se observa nos corpos lúteos cavitários. As células luteais estão simultaneamente carregadas com um pigmento carotenoide, a luteína, que dá ao corpo lúteo completamente desenvolvido a sua tonalidade laranja ou mesmo amarela caraterística. Este pigmento é mais acastanhado nos pequenos ruminantes e nas porcas. O corpo lúteo atinge então um tamanho de 20 a 25 mm de largura e 25 a 30 ou mesmo 35 mm de comprimento. No final do diestro, o corpo lúteo diminui progressivamente. O corpo lúteo adquire uma tonalidade mais ferrugínea, a sua saliência superficial (estigma) diminui progressivamente e sofre uma degenerescência fibrosa e depois fibro-hialina, que lhe confere um aspeto esbranquiçado (corpo albicans).

O corpo lúteo propriamente dito, ou seja, presente durante a fase de diestro do ciclo, só é realmente palpável entre o 6º e o 18º dia após o estro ou durante a gestação. A sua consistência é semelhante à de um fígado normal. Tem 2 a 3 cm de diâmetro (ver figura 23). Pode sobressair da superfície do ovário e destacar-se mais ou menos claramente consoante o caso. O seu número pode aumentar após um tratamento de superovulação. A partir do 3º ou 4º dia do ciclo, já é possível detetar uma estrutura ligeiramente saliente na superfície do ovário, mais ou menos pequena (< 2 cm) e flexível: trata-se do corpo lúteo hemorrágico. Também é possível palpar estruturas duras do tamanho de uma cabeça de alfinete, denominadas corpos albicans, que correspondem a antigos corpos lúteos involuídos e, por conseguinte, não funcionais. Finalmente, através de um exame ultrassonográfico, é possível identificar a presença, no interior do corpo lúteo, de uma cavidade de diâmetro variável, o que justifica o nome de corpo lúteo cavitário dado a estas estruturas. (Ver figura nº 24). É possível enuclear o corpo lúteo por palpação. Esta prática foi abandonada desde o aparecimento das prostaglandinas. Não é isenta de risco de hemorragia.

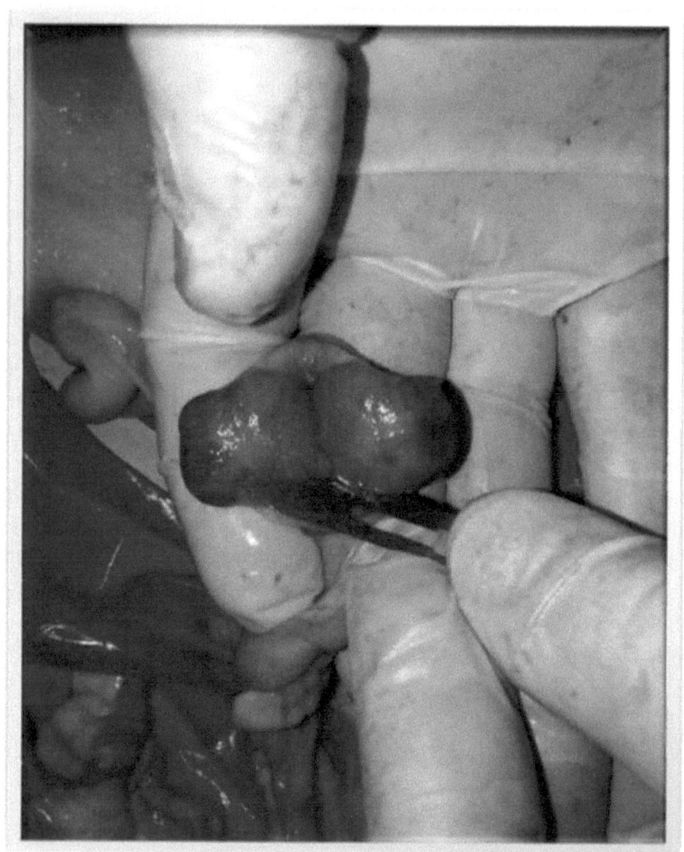

<u>Figura 22. Corpo amarelo (Gado) (Fotografia original de 2016)</u>

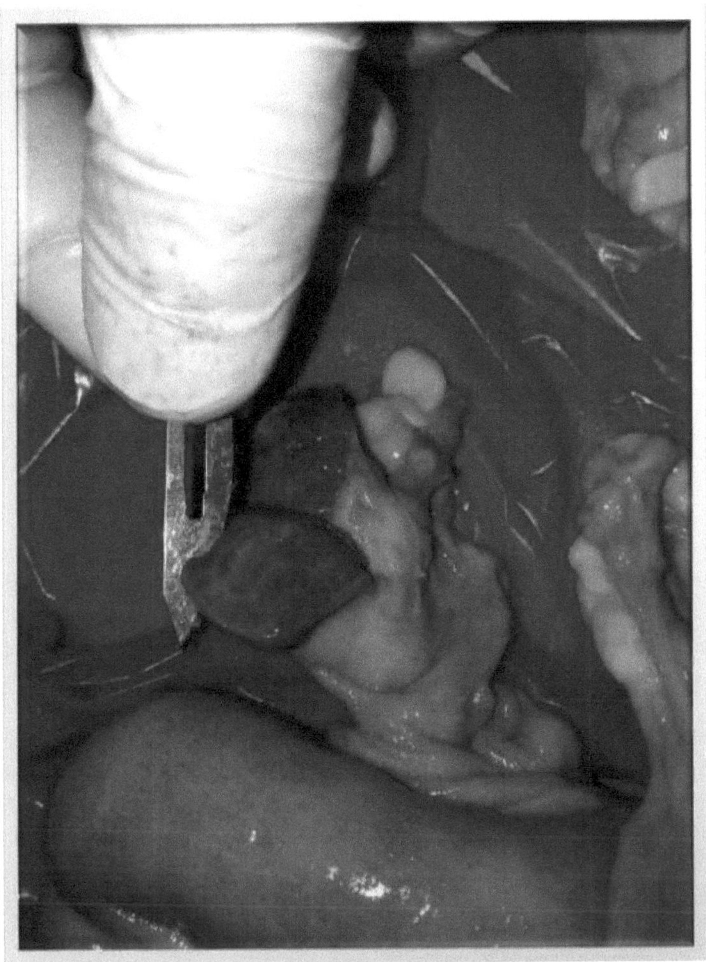

<u>**Figura 23. Cavidade do corpo lúteo (Bovino) (Foto original de 2016)**</u>

-    O quisto folicular ou folículo quístico (ver figura 25) tem as mesmas características que o folículo maduro. No entanto, na maioria dos casos, é maior do que 2,5 cm. É mais resistente à pressão.

-    O diagnóstico do folículo cístico luteinizado ou quisto luteal é muito mais difícil. O seu aspeto é mais flutuante do que o do corpo lúteo. Além disso, o seu tamanho é geralmente maior.

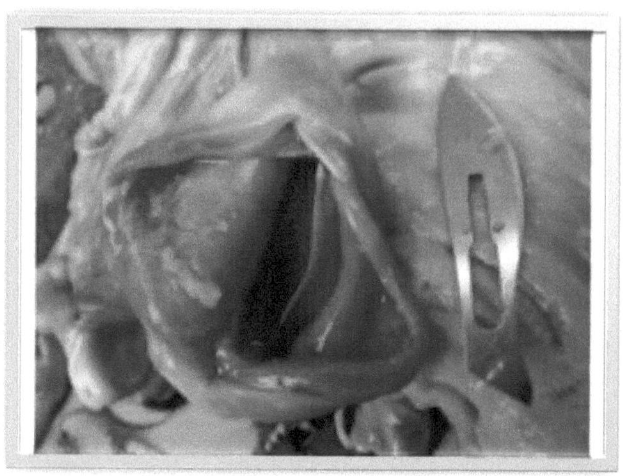

Figura 24. Cisto folicular luteinizado incisado (Hanzen 2015)

1.4 ULTRASSOM

A ecografia é uma técnica fiável e não invasiva que constitui uma ferramenta inestimável para a monitorização do ciclo éstrico e para o diagnóstico de patologias genitais em vacas. Esta técnica é utilizada rotineiramente em medicina veterinária, mas exige que o veterinário praticante seja competente tanto na realização da ecografia como na interpretação das imagens.

Utiliza ondas de ultra-sons para produzir imagens. Os ultra-sons são uma vibração mecânica da mesma natureza que as ondas sonoras, mas com uma frequência mais elevada. Em medicina veterinária, a gama de frequências utilizada situa-se entre 3,5 e 10 MHz. A intensidade dos ultra-sons utilizada é baixa e, por conseguinte, inofensiva para o animal. A velocidade de propagação das ondas de ultra-sons depende do meio em questão: aumenta com a coesão molecular do tecido atravessado. As leis de Descartes relativas à reflexão e refração das ondas luminosas a uma dioptria são diretamente aplicáveis às ondas de ultra-sons. Os ultra-sons são produzidos pelos cristais piezoeléctricos da sonda, que vibram sob o efeito de uma corrente eléctrica alternada, criando assim um sinal acústico, ou seja, uma deformação das moléculas subjacentes. As ondas de ultra-sons são emitidas em rajadas durante um período de tempo muito curto e propagam-se através da área a ser examinada. A reflexão, que é a base da imagem de ultra-sons, ocorre quando a onda encontra uma interface entre dois meios com impedâncias acústicas diferentes. A impedância acústica reflecte a capacidade de um meio propagar os ultra-sons, que corresponde ao produto da velocidade da onda pela densidade do meio. Na interface entre dois meios com impedâncias acústicas diferentes, parte da energia da onda é reflectida e forma um eco, enquanto a outra parte é transmitida através da interface e pode explorar o tecido subjacente (ver Figura 26).

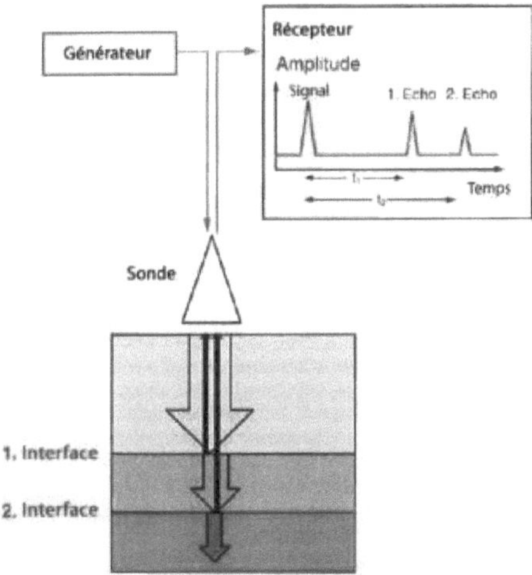

Figura 25. Princípio da formação do eco (Barr, 2011)

Quanto maior for a diferença de impedância entre dois meios, maior será a intensidade do eco, como no caso de uma interface osso-tecido, por exemplo. Quando reflectidos, os ecos produzidos regressam aos cristais piezoeléctricos, que vibram e geram um sinal elétrico. Um cristal é, assim, simultaneamente transmissor e recetor de ondas de ultra-sons. O atraso entre a propagação do ultrassom e a receção do seu eco determina a distância entre a sonda e a interface.

Os ultra-sons produzidos pelas vibrações do cristal piezoelétrico são reflectidos por uma interface acústica, ou seja, uma interface entre dois meios com impedâncias acústicas diferentes. A onda reflectida ou eco regressa ao cristal piezoelétrico e gera uma corrente em resposta à receção do eco. O atraso entre a propagação do ultrassom e a receção do seu eco é utilizado para determinar a distância entre os cristais e a interface. A energia da onda é atenuada à medida que se propaga através do tecido, pelo que a intensidade dos ecos diminui com a profundidade.

A passagem dos ultra-sons através de líquidos homogéneos (urina, líquido amniótico e alantóico, líquido folicular, sangue) não encontra quaisquer interfaces, e estas áreas darão imagens anecóicas, negras ou muito escuras. Por outro lado, nos líquidos que contêm partículas em suspensão (como o pus), os ultra-sons encontram múltiplas pequenas interfaces, que formam pequenas manchas ecogénicas e móveis no ecrã, resultantes do fenómeno de difração.

Os tecidos moles (o útero, por exemplo) constituem zonas ecogénicas representadas por tons de cinzento de acordo com a sua densidade: os ultra-sons sofrem as chamadas reflexões especulares e não especulares.

- Uma reflexão especular ocorre quando o feixe incide numa superfície lisa que é mais larga do que o feixe e paralela à sonda. Neste caso, a amplitude do eco depende não só da diferença de impedância acústica, mas também do ângulo de impacto. É o caso, por exemplo, das pregas da parede do colo do útero (imagem ecográfica 1) e da superfície dos folículos ováricos.

- As reflexões não especulares são causadas por reflexões de superfícies que são ásperas ou mais estreitas do que o feixe. Neste caso, a amplitude do eco não depende do ângulo de incidência do feixe. As estruturas parenquimatosas, em particular o corpo lúteo, são a fonte de ecos não especulares, pelo que o corpo lúteo aparece como uma estrutura cinzenta homogénea, com uma tonalidade de cinzento relativamente constante, independentemente da orientação da sonda.

O osso e a cartilagem reflectem quase todos os ultra-sons: actuam, portanto, como obstáculos aos ultra-sons e aparecem como estruturas hiperecóicas no ecrã.

1.4.1 ULTRA-SONS NO TRACTO GENITAL DA VACA

A ultrassonografia é um meio de diagnóstico muito utilizado pelos médicos veterinários, nomeadamente no acompanhamento da reprodução nas explorações de bovinos. Pode ser utilizada para diagnosticar com precisão várias situações fisiológicas (monitorização ovárica e gestação) ou patológicas em ginecologia bovina.

A ultrassonografia do trato reprodutivo da vaca é um valioso auxiliar no manejo da reprodução e no diagnóstico de patologias do trato reprodutivo da vaca. O objetivo desta secção é orientar o operador na interpretação das imagens de ultra-sons, apresentando as possibilidades actuais de aplicação em ginecologia bovina, através de imagens do trato genital em diferentes situações fisiológicas e patológicas. (Ver figura 27).

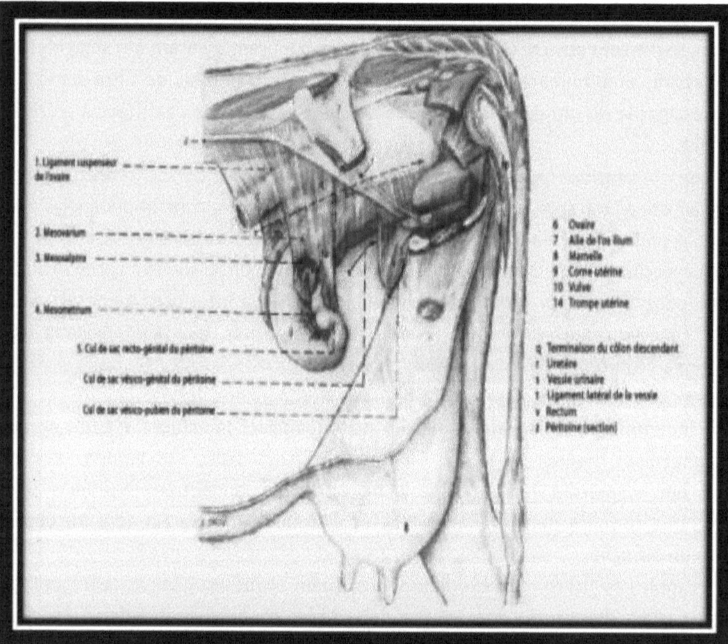

<u>**Figura 26. Anatomia do trato genital da vaca (Burdas 2003)**</u>

1.4.1.1 Exame ultrassonográfico do trato genital de não grávidas

A ecografia do trato genital dos bovinos é efectuada por via transrectal. Esta técnica de exame é inseparável da palpação transrectal. Vários pontos de referência anatómicos ajudam a orientar a sonda à medida que esta avança através do reto. Após a passagem pelo ânus, a bexiga é visualizada como um órgão oco cheio de líquido anecoico, de forma oblonga ou circular. Por baixo da bexiga, os componentes ósseos da pélvis aparecem como uma estrutura ecogénica com alguns milímetros de espessura. O colo do útero é então identificado pelas pregas circulares e pelo canal cervical, que tem 7 a 10 cm de comprimento e apresenta um forte eco linear horizontal. Deslocando-se cranialmente, acede-se ao útero. Para ecografar os ovários, a sonda de ultra-sons é colocada ao nível da bifurcação dos cornos uterinos e depois desviada no seu eixo longitudinal, lateralmente em direção ao ramo ascendente do ílio. Os ovários são geralmente visualizados nesta direção. No entanto, os ovários das vacas são relativamente móveis e nem sempre são visíveis no ângulo da sonda. Neste caso, a técnica consiste em segurar a sonda na palma da mão a ser palpada e agarrar o ovário com a ponta dos dedos. O ovário é então pressionado contra o ramo ascendente do ílio e a sonda de ultra-sons é colocada sobre ele.

1.4.1.2 O trato genital durante o ciclo éstrico

1.4.1.2.1 Os ovários

Os ovários estão geralmente situados ventralmente ao osso ilíaco, ao nível da bifurcação dos cornos. O ovário tem forma de amêndoa, com cerca de 3 a 5 cm de comprimento e 2 a 2,5 cm de espessura. Contém organelos periféricos (folículos e corpo lúteo) dentro do estroma ovariano. A medula tem um aspeto ultrassonográfico homogéneo, enquanto o córtex ovárico tem um aspeto heterogéneo devido à presença de organelos ováricos ou de vasos sanguíneos. Com equipamento de ultrassom de resolução média, às vezes é difícil distinguir o contorno do ovário do tecido mole adjacente. (Ver Figura 28).

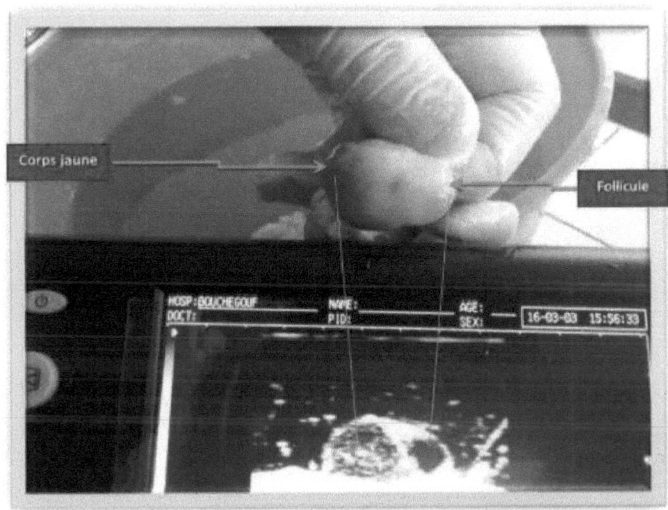

Figura 27. Imagem do ovário em ultrassom (Foto original de 2016)

1.4.1.3 Apresentação dos diferentes organelos do ovário

1.4.1.3.1 Folículos

Os folículos apresentam-se como vesículas esféricas com conteúdo líquido, de paredes finas e niveladas com a superfície do ovário. Na ecografia, o folículo aparece anecoico, sob a forma de uma área redonda (ou ligeiramente elíptica sob a pressão da sonda, ou devido ao contacto com um folículo adjacente). Num ovário, é possível identificar um ou mais folículos, cujo tamanho varia em função do seu estado de crescimento. O seu diâmetro varia de 3 mm (tamanho mínimo do folículo facilmente identificável em ecografia com uma sonda de 10 MHz, dado o poder de resolução), até 20 mm (para o folículo pré-ovulatório) com um máximo de 25 mm, uma vez ultrapassada esta medida estamos perante um caso de quisto folicular. (Ver figuras 29, 30 e 31).

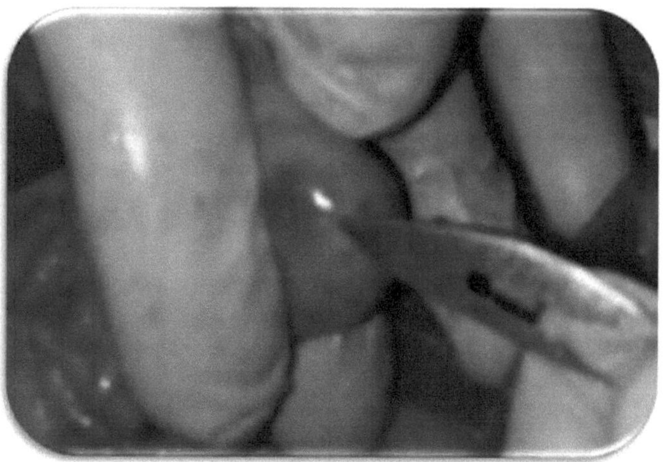

Figura 28. Folículo ovariano (Foto original de 2016)

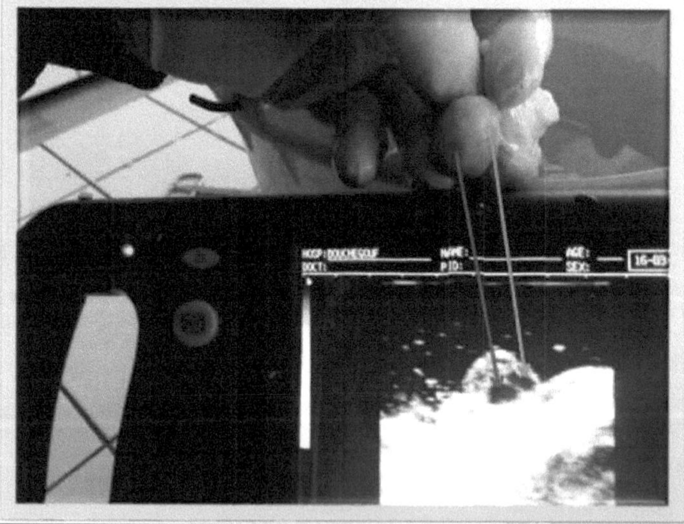

Figura 30: Imagem de ultrassom do ovário com folículos (Foto original de 2016)

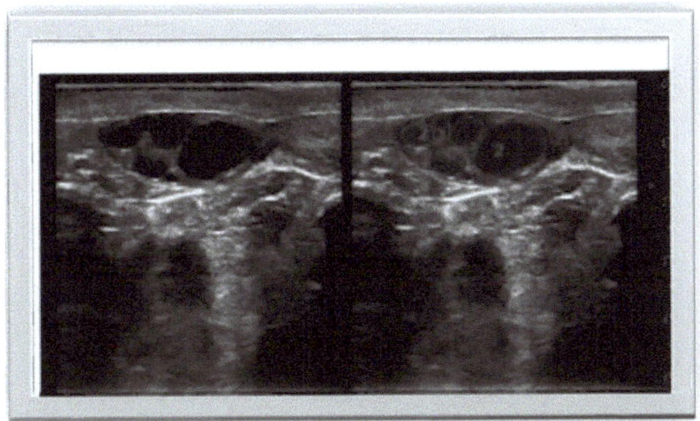

Figura 29. Imagem de ultrassom do ovário mostrando 5 folículos de tamanhos diferentes
1: Estroma do ovário - 2: Folículos de diferentes tamanhos (Escala: uma escala corresponde a 0,5 cm) (Taveau e Julia 2013)

O diagnóstico diferencial deve ser feito com um quisto folicular (ver Figuras 32, 33 e 34), que é maior do que 25 mm. É igualmente importante distinguir entre um folículo e um corte transversal de um vaso sanguíneo: ao mudar a orientação da sonda de modo a obter um corte longitudinal, a imagem do vaso alonga-se, enquanto a do folículo permanece esférica e diminui gradualmente.

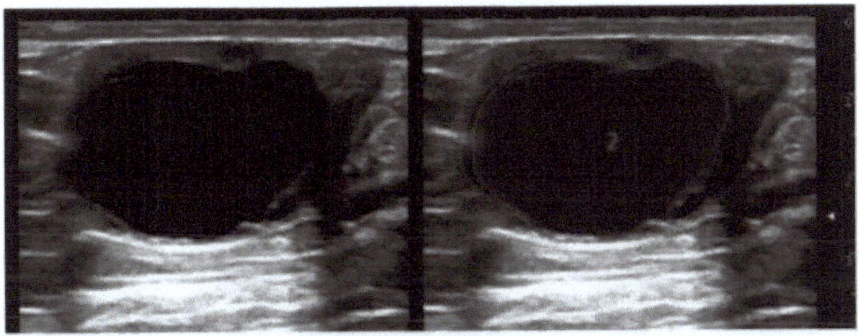

Figura 30: Imagem ultra-sonográfica de ovário com cisto folicular. Escala: uma escala corresponde a 0,5 cm.
(Taveau e Julia 2013)

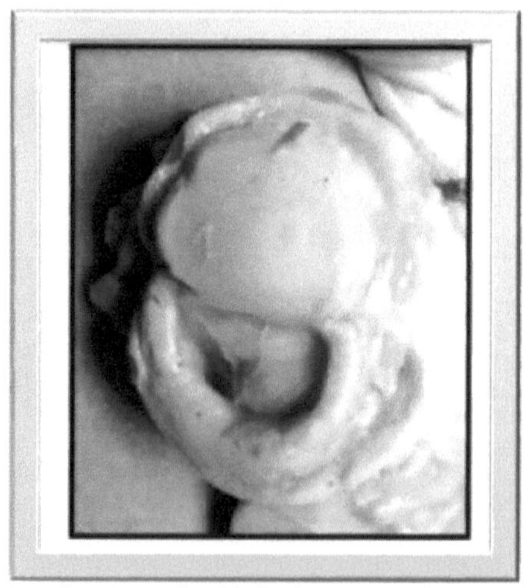

Figura 31. Cisto lúteo. Parede > 3 mm (Unidade de reprodução, ENVA)
[Dornier P e Droui X (2013)]

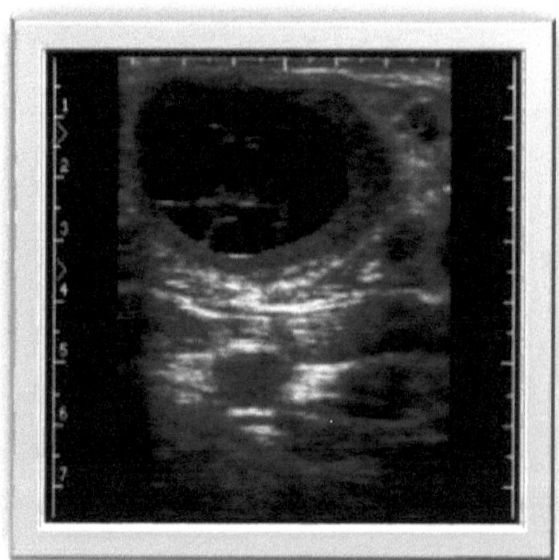

Figura 32. Cisto lúteo - Imagem ultra-sonográfica. Cavidade anecóica > 25 mm - Parede > 3 mm

Trabéculas fibrinosas Foto: Unidade de Reprodução, ENVT. Sonda endorrectal linear
Aparelho de ultrassom TRINGA® Linear -ESAOTE [Dornier P e Droui X (2013)]

1.4.1.3.2 Corpo amarelo

Em ginecologia bovina, a presença do corpo lúteo é sistematicamente procurada. É utilizada para determinar se a fêmea fez o ciclo e para avaliar o desenvolvimento do corpo lúteo, a fim de racionalizar a utilização de PGF2α. Ao diagnosticar a gestação, é utilizado para orientar a procura do concepto no corno ipsilateral ao corpo lúteo. O corpo lúteo maduro, de forma esférica ou em "rolha de champanhe", é hipoecogénico em comparação com o parênquima ovárico devido a reflexões não especulares (imagem ultra-sonográfica 7). Aparece como uma estrutura cinzenta homogénea e bem definida, podendo ter uma linha mais ecogénica no centro, correspondente a tecido fibroso mais denso. O diâmetro do corpo lúteo maduro é superior a 2 cm. Cerca de 40% dos corpos lúteos maduros apresentam uma cavidade central com menos de 2 cm de diâmetro contendo líquido anecoico. Estes corpos lúteos cavitados são considerados estruturas lúteas normais. (Ver Figuras 35, 36, 37 e 38).

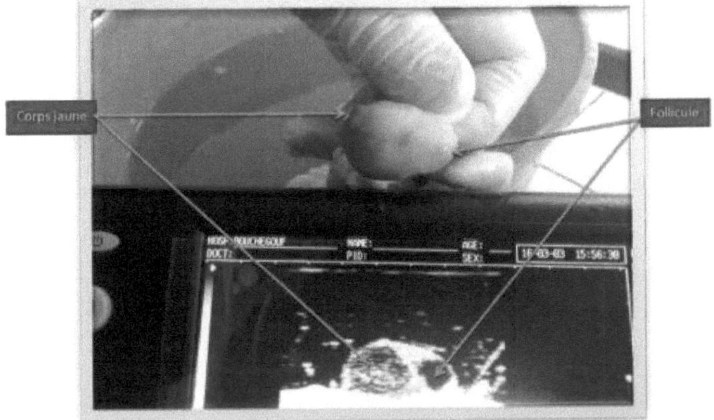

Figura 33. Imagem de ultrassom do ovário mostrando corpo lúteo e folículo (Foto original de 2016)

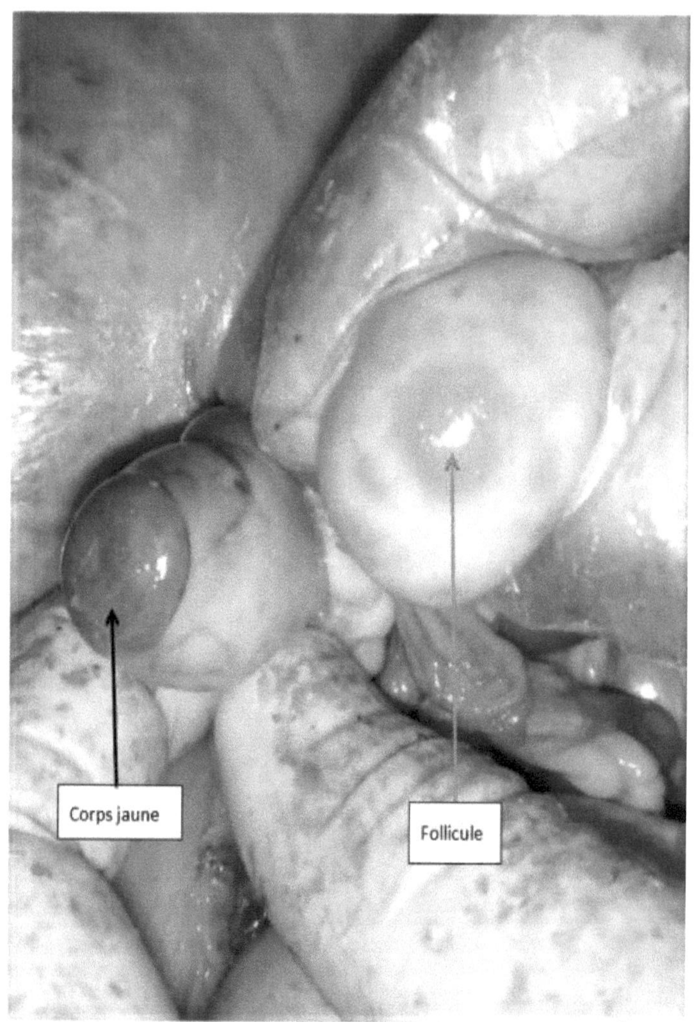

Figura 34. Corpo lúteo e folículo. (Foto original de 2016)

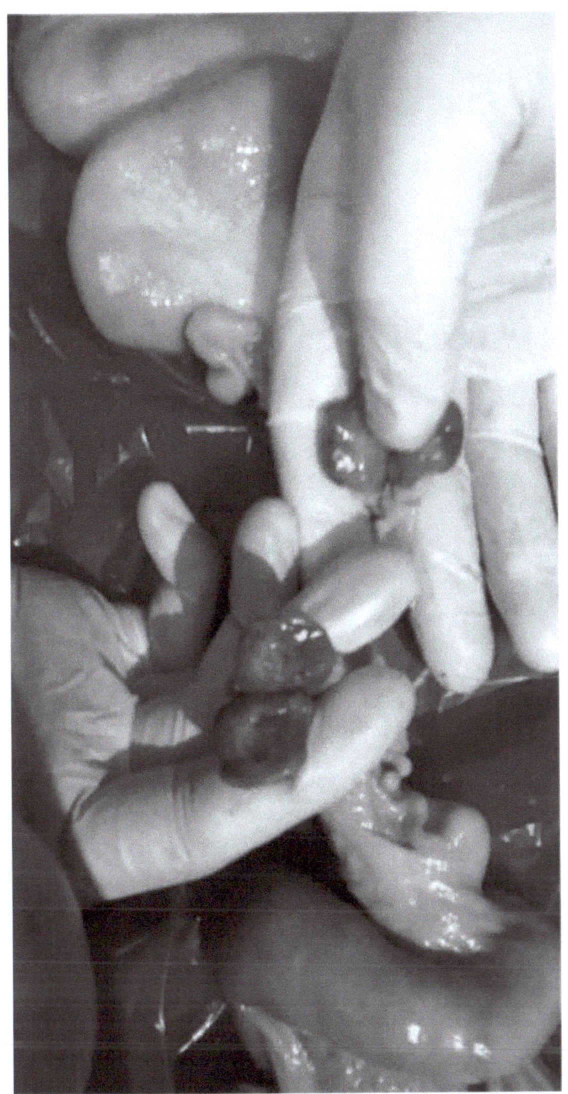

Figura 35. Corpo lúteo cavitário cortado (Foto original de 2016)

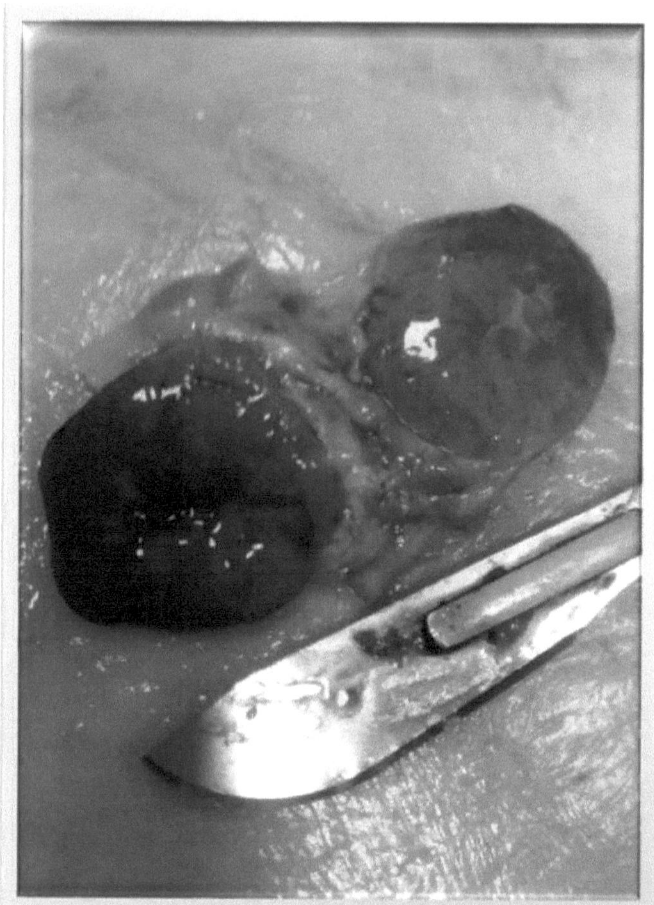

<u>Figura 36. Corpo amarelo (Fotografia original de 2016)</u>

1.4.1.3.3 O útero

O corpo do útero bovino é curto (3 cm de comprimento) e é prolongado por dois cornos longos (30 a 40 cm) ligados na sua bifurcação por dois ligamentos intercornados. O diâmetro dos cornos na base varia de 2 a 4 cm e diminui gradualmente para 5-6 mm na junção útero-tubal. A sua curvatura pode ser comparada à forma de um guiador de bicicleta de corrida. As paredes do útero são constituídas por uma camada mucosa rica em glândulas (endométrio), por uma camada muscular forte (miométrio) e por uma serosa. Uma sonda linear aplicada dorsalmente ao útero permite obter uma secção longitudinal do órgão, com a sua grande curvatura formando uma curva convexa. Na maioria dos casos, é difícil visualizar toda a curvatura de um corno uterino num único plano de corte, mas o corno é cortado em vários locais. A secção da parede uterina aparece em tons cinzentos e com uma estrutura granular variável. Num corte transversal ou longitudinal, aparece uma zona hiperecogénica na periferia do corno uterino, correspondente ao miométrio, enquanto que junto ao lúmen se observa uma zona fracamente ecogénica, correspondente ao endométrio (ver Figura 39).

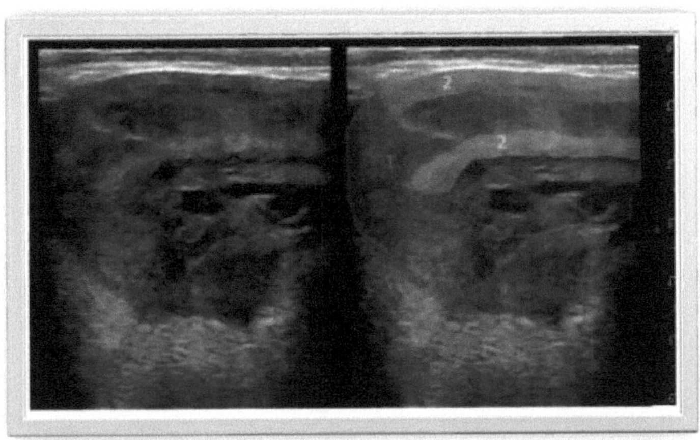

Figura 37. Secção longitudinal de um corno uterino no período peri-estróico

1: Corno uterino em secção longitudinal - 2: Áreas hiperecóicas (miométrio) - 3: Ligamento largo (Escala: uma escala corresponde a 0,5 cm) (Taveau e Julia 2013).

1.4.2 Exame ultrassonográfico do trato genital da grávida

Existem várias técnicas de diagnóstico da gravidez, como a palpação transrectal, os testes indicadores de gravidez (progesterona, zigotina, PAG (Proteínas Associadas à Gravidez) ou estrogénios) e a ecografia, que também podem oferecer uma série de vantagens, sobretudo na ausência de outros métodos de diagnóstico:

- Móvel, pronto a utilizar em qualquer altura e fácil de manusear

- diagnóstico precoce: o diagnóstico pode ser efectuado a partir dos 25-30 dias de gestação

- Fiabilidade: o diagnóstico de gravidez por ecografia tem uma sensibilidade de 97,7% e uma especificidade de 87,7% entre os 26 e os 33 dias de gestação. [e]A sensibilidade pode atingir 100% a partir do 29º dia.

- segurança: o diagnóstico precoce da gravidez por ecografia não aumenta a taxa de mortalidade embrionária.

- rapidez: o diagnóstico é feito diretamente na exploração, à cabeceira do animal. No entanto, a compra de um aparelho de ultra-sons continua a ser um investimento importante e a sua utilização exige uma certa formação para melhorar a fiabilidade dos diagnósticos.

1.4.2.1 Recordar as etapas do desenvolvimento embrionário

Na vaca, o embrião na fase de mórula chega à cavidade uterina 4 dias após a fecundação e mede um décimo de milímetro (ver figura 40). [ee e]Aos 9 dias, perde a sua forma esferoide e atinge um diâmetro de 0,2 mm, crescendo em comprimento: o diâmetro da vesícula embrionária mantém-se constante, em média 2 mm, entre os 12 e os 20 dias. [eee]O blastocisto filamentoso invade completamente o corno ipsilateral ao corpo lúteo no 17º dia e o corno contralateral entre o 20º e o 32º dia de gestação; esta fase corresponde ao alongamento. [e]A implantação do concepto inicia-se no 19º dia de gestação (ver Figura 41). O termo embrião é utilizado nos primeiros 42 dias de gestação, e feto para além desta data (ver figuras n.º 42 e 43). [e]O diagnóstico de gestação pode ser efectuado a partir de 25 dias

41

após a inseminação. Antes disso, a vesícula embrionária não ultrapassa alguns milímetros, pelo que é muito difícil de observar por ecografia.

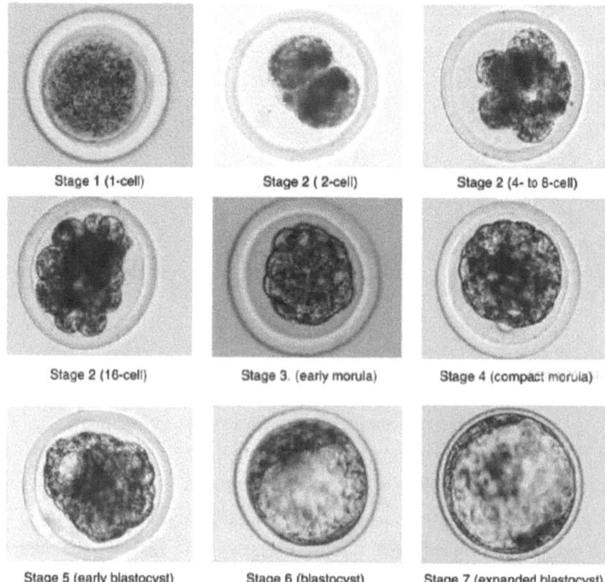

Figura 40: Primeiros dias de desenvolvimento do embrião de bovino
(Fotos Brad Lindsey por Marianna. Fonte: https://veteriankey.com 2017)

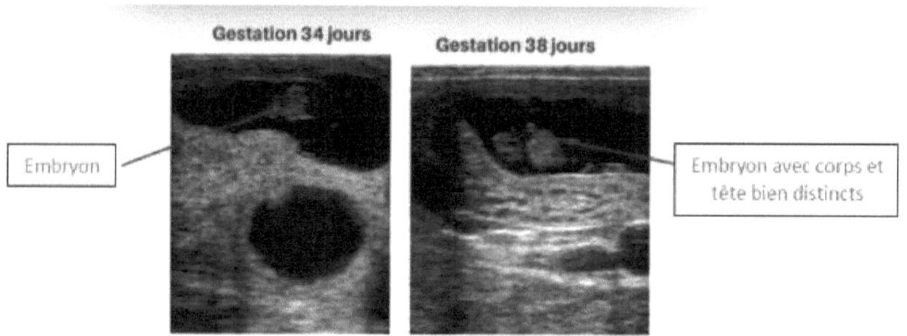

Figura 38. Embriões com 34 e 38 dias de idade
(Foto Thierry Vernoux 2021. Fonte: https://www.web-agri.fr)

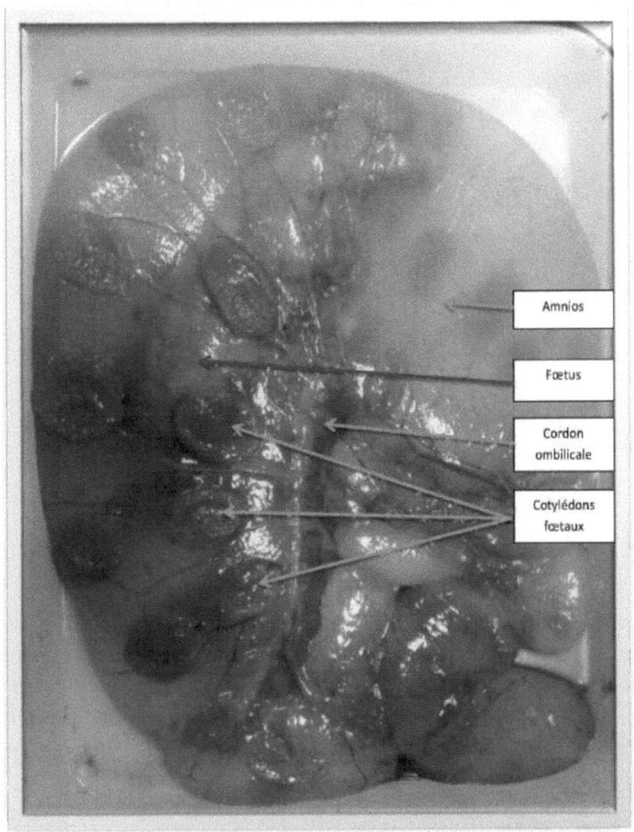

Figura 39. Placenta de bovino (Fotos originais de 2016)

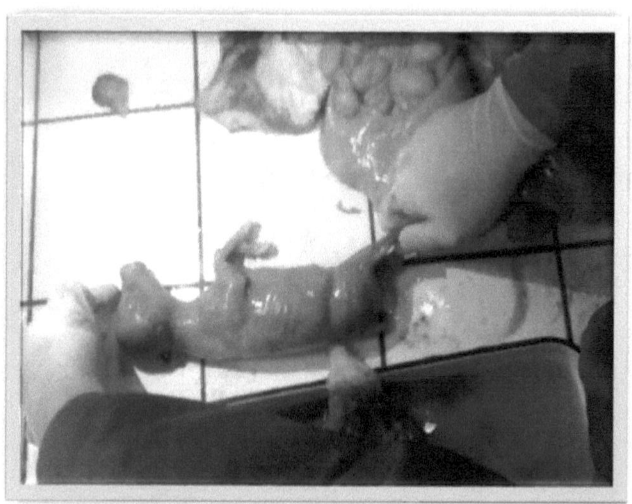

<u>Figura 40. Feto de bovino de 05 meses (fotografias originais de 2016)</u>

1.4.3 Diagnóstico de gestação precoce

O diagnóstico de gestação precoce é um exame mais ou menos simples, dependendo da idade do animal, da posição do trato genital, da raça e da experiência do veterinário. É mais exato quando o concepto é visualizado. [e]Ao 25º dia, a vesícula embrionária tem 10 mm de diâmetro e o embrião, com 8-9 mm de comprimento, é pressionado contra a parede uterina. A ecografia pode então mostrar a presença de líquido nos cornos uterinos, bem como a vesícula frequentemente presente na parte livre dos cornos 2.

[ee]Entre o 25º e o 30º dia, o embrião pode ser visto como uma mancha clara num saco líquido, frequentemente pressionado contra a parede uterina. Por vezes, está escondido por uma prega uterina, pelo que é difícil de visualizar. (Ver figura 44).

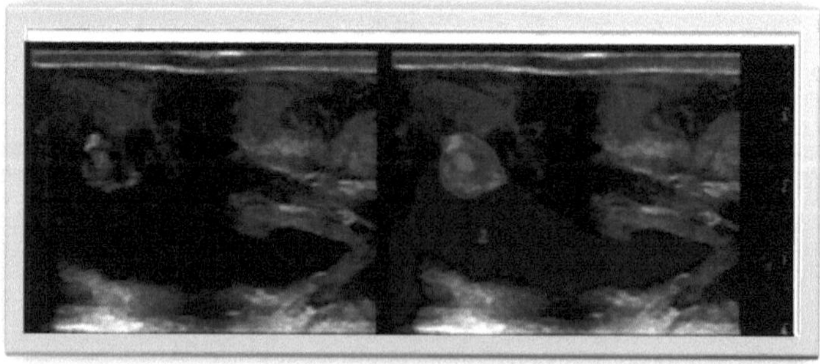

<u>Figura 41. Imagem ultra-sonográfica de 29 dias de gestação</u>

1   1: embrião - 2: lúmen uterino contendo fluido do concepto

(Escala: uma escala corresponde a 0,5 cm) (Taveau e Julia 2013).

Após 30 dias de gestação, o diâmetro da vesícula alantóica aumenta rapidamente (a vesícula funde-se posteriormente com o córion para formar o alantocórion). Esta contém o âmnio, a membrana fetal mais interna que delimita a cavidade amniótica na qual o embrião se banha. [ee]Ao mesmo tempo, o embrião cresce cerca de 1 mm por dia entre os dias 25 e 50 de gestação. [ee]A partir do 30º dia, é possível visualizar a membrana amniótica sob a forma de uma linha ecogénica fina e, a partir do 40º dia, é possível identificar a fixação do cordão umbilical e dos diferentes órgãos; este fim da organogénese marca a passagem à fase fetal. [ème]A partir dos 45-50 dias, os primeiros centros de ossificação podem ser observados no feto nas costelas, vértebras, pélvis, crânio, etc. [e]Os placentomas, unidade placentária constituída pelo cotilédone fetal (válvula coriónica) e pela barbela materna, são visíveis perto do embrião a partir do 35º dia (ver figura 21). [e]Para garantir a viabilidade do concepto, o batimento do coração embrionário é observado a partir do 25º dia de gestação. [e]A partir do 45º dia, é igualmente importante prestar atenção aos movimentos fetais, ao aspeto do líquido fetal, que deve ser homogéneo, anecogénico e em quantidade suficiente, bem como ao desenvolvimento e à integridade do feto (ver figura 45).

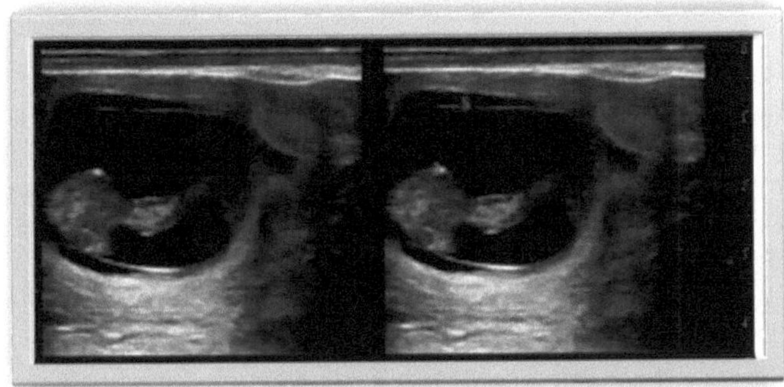

Figura 42. Feto com 50 dias de gestação - secção transversal
2   2: corpo; 3: contornos dos membros; 4: cordão umbilical; 5: âmnio (Escala: uma graduação corresponde a 0,5 cm) (Taveau e Julia 2013).

Na prática, o exame de ultrassom permite o diagnóstico precoce da gravidez a partir de 28[e]
-    [e]30 dias após a inseminação. Este exame baseia-se em 3 critérios principais:
-    a presença de líquido nas cornetas (sob a forma de zonas anecóicas)
-    identificação do embrião com apenas alguns milímetros
-    examinar a sua viabilidade através da visualização do seu batimento cardíaco.

O diagnóstico de gestação tardia é efectuado após 100 dias de gestação. Nesta fase, a ecografia transrectal tem uma utilidade limitada, pois o feto e as alterações do útero podem ser detectados por palpação transrectal. A partir do 4º ou 5º mês de gestação, o peso considerável do feto arrasta-o para baixo e torna-se difícil explorá-lo por ecografia transrectal. A ecografia abdominal do flanco direito pode então ser considerada, mas tem uma utilidade limitada na prática (Figura 46).

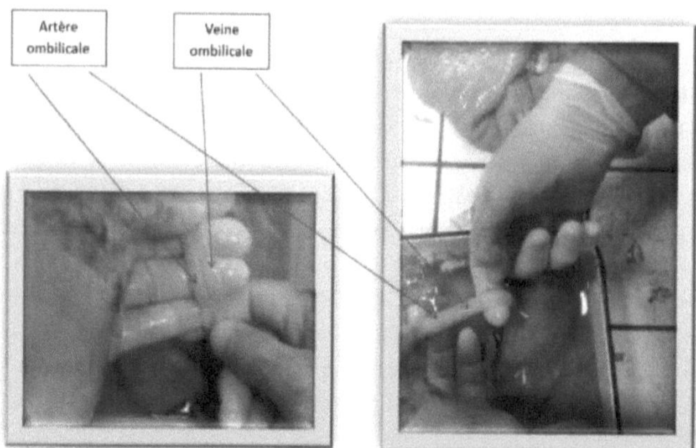

<u>**Figura 43. Cordão umbilical (feto de bovino com mais de 100 dias) (Fotografia original de 2016)**</u>

1.4.4 Diagnóstico de não gravidez

O diagnóstico de não gravidez requer geralmente um exame mais longo. Para estabelecer este diagnóstico, é importante procurar a presença ou ausência de corpo lúteo nos ovários (a diferenciar do corpo lúteo cíclico e do corpo lúteo persistente). A ausência de um corpo lúteo apoia o diagnóstico de não gravidez. Se não houver corpo lúteo, todo o útero deve ser examinado em pormenor e o corno ipsilateral ao corpo lúteo deve ser verificado quanto à ausência de líquido.

1.4.5 Diagnóstico do sexo fetal

Este diagnóstico tem sobretudo interesse económico, pois permite, por exemplo, adaptar a venda de vacas prenhes portadoras de um feto fêmea às decisões a tomar em caso de parto distócico ou planear a gestão da renovação do efetivo. [ee] O diagnóstico do sexo em ginecologia bovina foi estabelecido pela primeira vez em 1986, através da identificação dos órgãos genitais externos (escroto, pénis, tetas) entre os dias 70 e 120 de gestação. Embora fiável, esta técnica é raramente utilizada hoje em dia, em benefício da sexagem precoce, que visa localizar o tubérculo genital entre os 55 e os 65 dias de gestação. Este método, descrito pela primeira vez em 1989 por Curran et al. Inicialmente localizado a meio caminho entre a cauda e o cordão umbilical (até aos 50 dias), o tubérculo genital migra para o cordão umbilical nos machos e transforma-se no pénis, enquanto nas fêmeas migra para a cauda, evoluindo para o clítoris. Esta migração é considerada completa aos 55 dias de gestação.

Em ambos os sexos, o tubérculo genital é uma estrutura hiperecogénica bilobada. Os principais riscos de erro no diagnóstico do sexo são devidos à confusão do tubérculo com estruturas vizinhas (a cauda quando se identifica um feto feminino, o cordão umbilical para um feto masculino), bem como à confusão entre o corpo do pénis e a rafe mediana da mulher, ou à má orientação do feto, que pode levar à confusão entre secções dos membros e o tubérculo genital.

Para efetuar este diagnóstico, é importante realizar os cortes transversais adequados em função das estruturas fetais identificadas (cabeça, membros, cordão umbilical, etc.). O diagnóstico do sexo é efectuado através de cortes transversais ou de um corte horizontal, de modo a visualizar claramente as estruturas de interesse. Os cortes sagitais não são

46

adequados para o diagnóstico do sexo. Na prática, este exame requer uma experiência considerável, uma vez que são frequentemente obtidos cortes intermédios devido à mobilidade do feto.

Na prática, após a orientação do feto em cortes transversais, procura-se o tubérculo genital entre o cordão umbilical e a cauda. No caso de um diagnóstico feminino, é importante verificar que não existe tubérculo genital atrás do cordão, para além de identificar o tubérculo genital numa posição posterior, sob a cauda. As secções horizontais permitem visualizar todas as estruturas de interesse (secções dos membros, cordão umbilical, secção da cauda e botão genital) na mesma imagem, tirada no bordo ventral do abdómen (figura n.º 47).

Após 70 dias, o tubérculo genital é coberto pelos pequenos lábios ou pelo prepúcio, perdendo assim a sua ecogenicidade e o seu aspeto bilobado e tornando-se menos visível na ecografia. Ao mesmo tempo, os órgãos genitais externos (escroto, úberes) tornam-se visíveis e servirão de base para o diagnóstico do sexo do feto. Nas fêmeas, as tetas são visíveis a partir dos 70 dias, aparecendo como quatro pontos hiperecóicos, dispostos em forma de diamante entre os quartos traseiros.

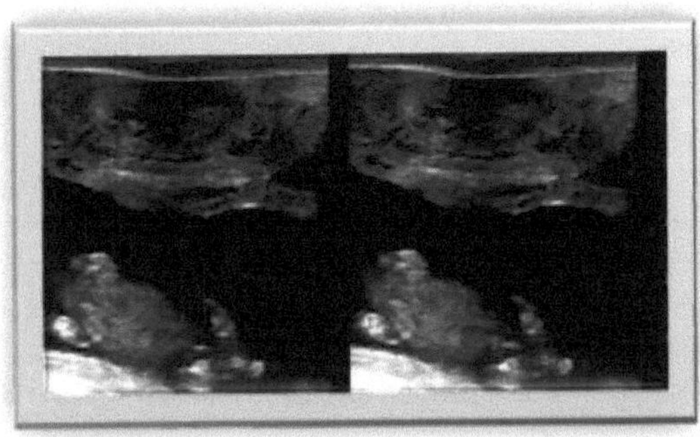

Figura 44. Feto feminino com 58 dias de gestação - secção horizontal
1: membros; 2: cauda; 3: rafe mediana; 4: tubérculo genital. (Escala: uma escala corresponde a 0,5 cm) (Taveau e Julia 2013)

No homem, podem ser vistos o escroto, uma massa de dois lóbulos no meio da região pélvica, e o pénis, uma protuberância atrás do cordão umbilical (ver Figura 48). Quanto mais avançada for a fase de gestação, mais difícil será diagnosticar o sexo do feto, devido ao seu grande tamanho e à dificuldade de localizar a topografia no ecrã da ecografia. Para além disso, o feto é cada vez menos acessível devido à sua localização na cavidade abdominal. Recomenda-se, portanto, que o diagnóstico tardio do sexo seja efectuado entre os 80 e os 100 dias de gestação.

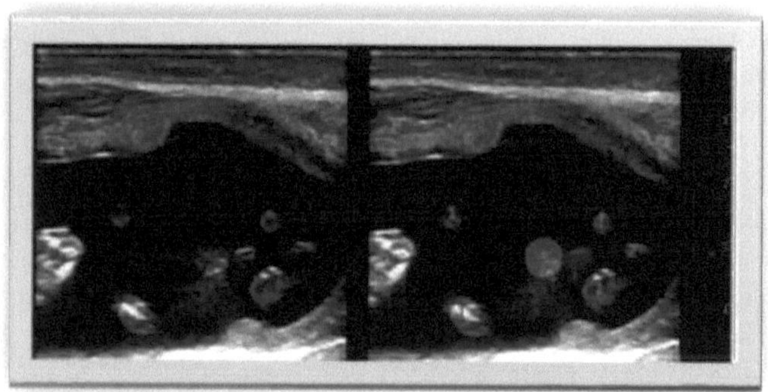

<u>**Figura 45. Feto masculino com 58 dias de gestação - secção horizontal**</u>
1: membros; 2: cauda; 3: rafe mediana; 4: tubérculo genital. (Escala: uma escala corresponde a 0,5 cm) (Taveau

e Julia 2013)

1.4.6 Diagnóstico de gémeos

A gestação gemelar está a assumir um papel interessante na reprodução bovina para fins técnicos no acompanhamento da criação de gado e, sobretudo, para tomar todas as precauções devido à possibilidade de surgirem complicações durante o parto. De facto, os estudos mostram que a gestação gemelar aumenta a taxa de mortalidade dos vitelos em relação aos nascidos de uma única gestação. Na prática, este diagnóstico exige a observação dos dois embriões na mesma secção para evitar qualquer erro de interpretação, o que torna difícil a sua realização. Por esta razão, é aconselhável examinar primeiro os dois ovários, procurando a presença de mais de um corpo lúteo, antes de examinar cuidadosamente os dois cornos. O período mais favorável para a deteção de gémeos situa-se entre os 30 e os 100 dias de gestação, com um ótimo entre os 40 e os 75 dias (ver figura n° 49).

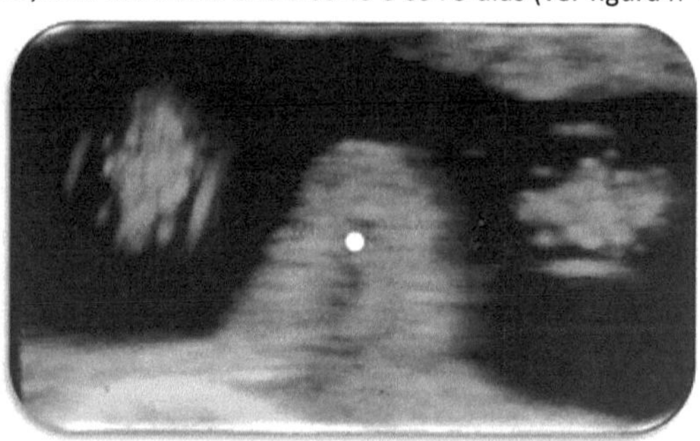

<u>**Figura 46. Gestação de gémeos**</u>
(Fotos Beausoleil Lauson. Fonte: https://www.laterre.ca 2021)

1.4.7 Diagnóstico de patologias gestacionais

1.4.7.1 Patologias uterinas

1.4.7.1.1 Endometrite ou metrite

A endometrite ou metrite é uma inflamação do útero, geralmente de origem infecciosa. Existem vários tipos, e a metrite ocorre após o parto, durante os primeiros 21 dias. Caracteriza-se por sintomas gerais (anorexia, hipertermia) e sintomas locais (corrimento vaginal purulento). A endometrite caracteriza-se por um corrimento genital anormal, que vai desde muco turvo a pus, e pela ausência de sintomas gerais. A piometria é a acumulação de pus na cavidade uterina, associada a um corpo lúteo persistente e ao encerramento do colo uterino (não confundir com gestação à palpação rectal). É fácil de detetar no exame ecográfico. A imagem ecográfica caracteriza-se pela presença de um conteúdo uterino heterogéneo com um aspeto escamoso. Os grumos de pus em suspensão podem ser mobilizados através da aspiração do útero. Neste caso, também pode estar presente um corpo lúteo (ver Figura 50). A endometrite subclínica é frequente e é acompanhada pela presença de um estado inflamatório do endométrio e caracteriza-se pela ausência de secreções genitais anormais observadas no exame vaginoscópico. Caracteriza-se por uma quantidade mínima de exsudado na cavidade uterina e pela presença de neutrófilos no lúmen uterino, pelo que não é clinicamente detetável sem um exame complementar (citologia). Isto torna praticamente impossível o diagnóstico por ecografia. Por outro lado, a ecografia pode, em alguns casos, detetar certas endometrites, mostrando fluidos uterinos com partículas ecogénicas em suspensão. A facilidade de diagnóstico depende da quantidade de líquido presente e, por conseguinte, do grau de endometrite. Por exemplo, pode ser observada uma zona anecogénica na parte cranial do útero, com o útero inclinado para baixo e, na maioria das vezes, apresentando uma forma de estrela (ver Figura 51). No entanto, o diagnóstico por ecografia conduz a uma sobrestimação das vacas com endometrite, uma vez que existem várias situações, para além da endometrite, associadas à presença de líquido no útero, para as quais se recomenda o exame citológico.

O exame de ultrassom deve, portanto, ser usado para fazer um diagnóstico diferencial com estro, gestação precoce ou morte embrionária. A ecografia apenas apoia a história e outros exames (palpação transrectal, exame vaginal das secreções uterinas ou bacteriologia).

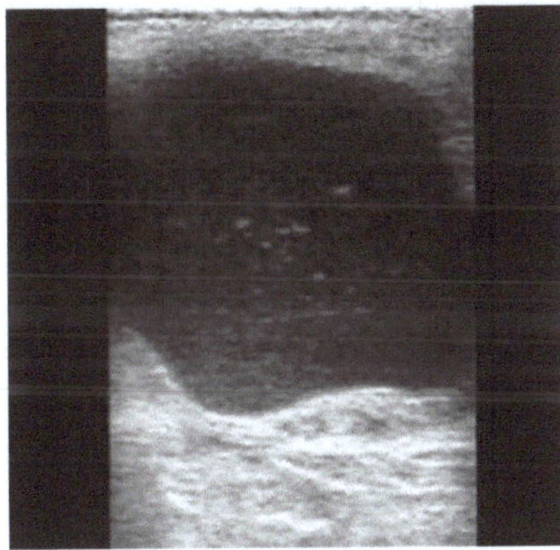

Figura 50. Imagem de ultrassom de uma piometra (conteúdo uterino heterogéneo)
(Foto Hanzen FMV Liège)

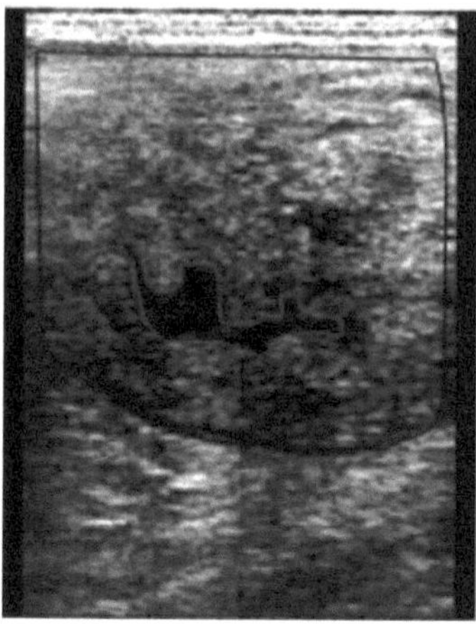

Figura 47. Imagem ultra-sonográfica de endometrite crónica (a linha azul identifica o contorno da parede uterina e a linha vermelha o contorno da cavidade uterina em forma de estrela).
(Foto Hanzen FMV Liège)

1.4.7.1.2 Hidrossalpinge

A hidrossalpinge, tal como o seu nome indica, corresponde a uma coleção de líquido seroso (hídrico) que se acumula na trompa uterina, também conhecida como oviduto ou salpinge, que é um cordão flexível, com 10 a 15 cm de comprimento e um trajeto sinuoso (ver figura nº 52). A sua presença é sempre anormal; a hidrossalpinge aparece na ecografia como imagens circulares anecóicas, frequentemente circunscritas perto do ovário (ver figura nº 53). Estas imagens são conhecidas como imagens "tipo balão". É importante diferenciar esta situação da gestação precoce, tendo em conta os pontos de referência topográficos.

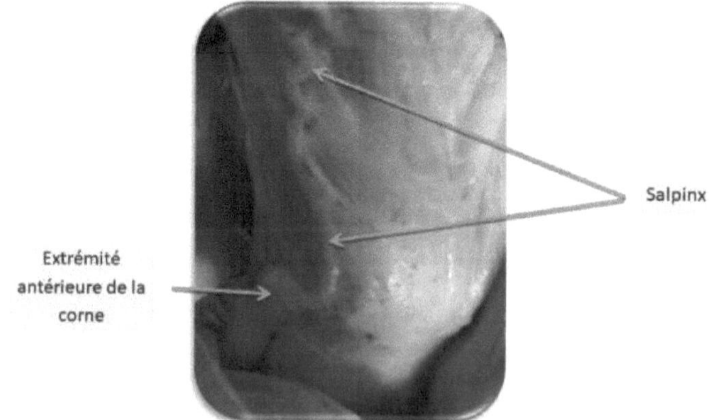

Figura 52. Tubo uterino (Oviduto ou Salpinx) (Fotografia original de 2018)

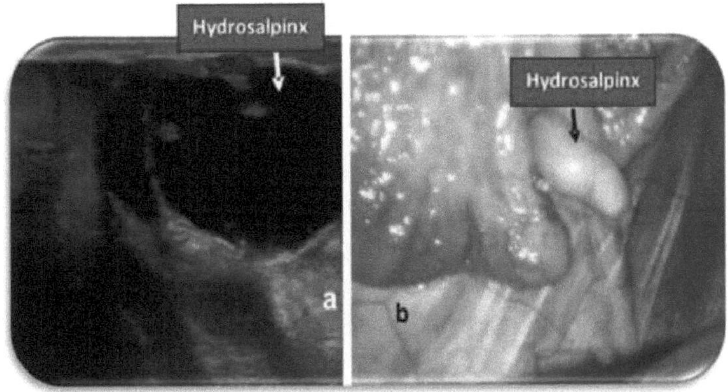

Figura 53. Hidrossalpinge (seta). (a) Imagem ultra-sonográfica (b) Imagem laparoscópica
(Fotografia de Khursheed e Madhumeet 2018)

1.4.7.1.3 Tumores do ovário

Os tumores da granulosa são os tumores do ovário mais comuns. No entanto, são raros nas vacas, com uma incidência inferior a 0,5%. Podem provocar alterações de comportamento (cio ou ninfomania) e devem ser suspeitados quando o ovário é maior do que 10 cm.

A sua estrutura e tamanho variam muito de caso para caso. Na ecografia, a ecogenicidade é geralmente heterogénea, com múltiplas cavidades anecogénicas correspondentes a folículos ou vasos sanguíneos.

1.4.7.1.4 Mortalidade embrionária e fetal

[e]Por mortalidade embrionária entende-se a interrupção da gestação durante a fase da vida embrionária que vai da fecundação até aos 42 dias, que corresponde ao fim da organogénese. Para além dos 42 dias, fala-se de mortalidade fetal. A mortalidade embrionária, que é mais difícil de detetar, pode ser dividida em dois períodos:

- [ee] Morte embrionária precoce que ocorre antes do reconhecimento materno da gestação e que ocorre antes da emissão do sinal embrionário (trofoblasto), entre os 15 e os 17 dias de gestação, ou seja, geralmente antes da conclusão de um ciclo ou, por outras palavras, neste caso o retorno ao cio não é retardado em relação à duração do ciclo.

- [e]Mortalidade embrionária tardia que ocorre após o reconhecimento materno (16 dias) e no 42º dia de gestação, e que está associada a um atraso no retorno ao cio, para além dos 25 dias.

[eee]A maioria das mortes embrionárias ocorre antes dos 25 dias de gestação, embora o período entre os 25 e os 42 dias de gestação seja crítico, pois corresponde à implantação.

O diagnóstico da mortalidade embrionária e fetal na ecografia é estabelecido durante os exames sequenciais pela demonstração de um embrião num momento e a ausência de um embrião ou feto um pouco mais tarde (ou um retorno ao cio) (Ver Figura N° 54). Em tempo real, o diagnóstico desta patologia da gestação baseia-se em vários critérios, tais como o tamanho do feto ser reduzido em relação à fase de gestação, as estruturas observadas serem difíceis de interpretar e o achado de numerosos detritos ecogénicos no líquido amniótico ou alantóico ser a regra. Por conseguinte, é importante e aconselhável procurar sinais de vitalidade do embrião ou do feto (batimentos cardíacos, movimentos, etc.). Em caso de dúvida, é preferível repetir o exame ecográfico.

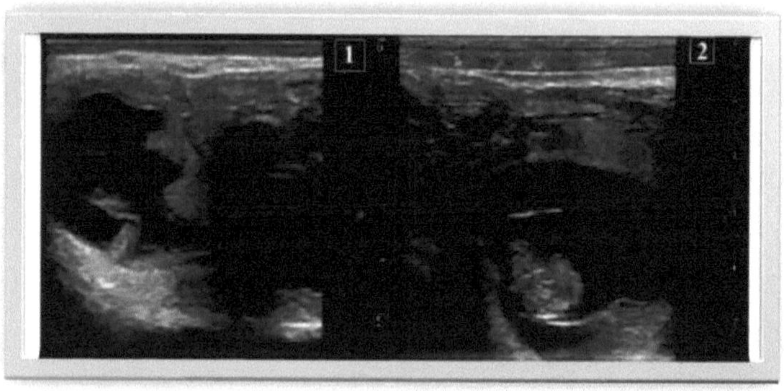

Figura 54. Comparação de duas gestações aos 42 dias
1: mortalidade embrionária; 2: gestação fisiológica
O âmnio e o feto em secção transversal são claramente visíveis na imagem 2, enquanto as estruturas do
(Escala: uma escala corresponde a 1 cm na imagem da esquerda e a 0,5
cm na imagem da direita).
(Taveau e Julia 2013)

1.4.7.1.5 Mumificação ou maceração fetal

A *mumificação* é, de facto, uma transformação asséptica do feto, caracterizada pela reabsorção dos líquidos alantóico e amniótico, a placenta desprende-se e liga-se ao feto. Os músculos retraem-se, a pele autolisa-se e o feto transforma-se numa massa acastanhada e viscosa, que pode sofrer infiltrações calcárias, o que justifica o nome de *lithopedion* por vezes dado ao feto mumificado (ver figura 55).

Ao contrário da mumificação, a maceração é causada pela digestão bacteriana do feto, caracterizando-se pela impregnação lenta dos seus tecidos pelos fluidos corporais, o que leva ao seu amolecimento e dissolução. Os ossos separam-se e acabam por ser banhados por uma massa líquida amarelada e sem cheiro. Estes líquidos podem por vezes ser reabsorvidos e alguns fixam-se na parede uterina.

O diagnóstico de mumificação fetal é estabelecido quando as imagens ecográficas mostram uma massa de tecido intrauterino hiperecóico sem líquido, um conjunto de osso hiperecóico com cones de sombra, por vezes associado a uma parede uterina espessada.

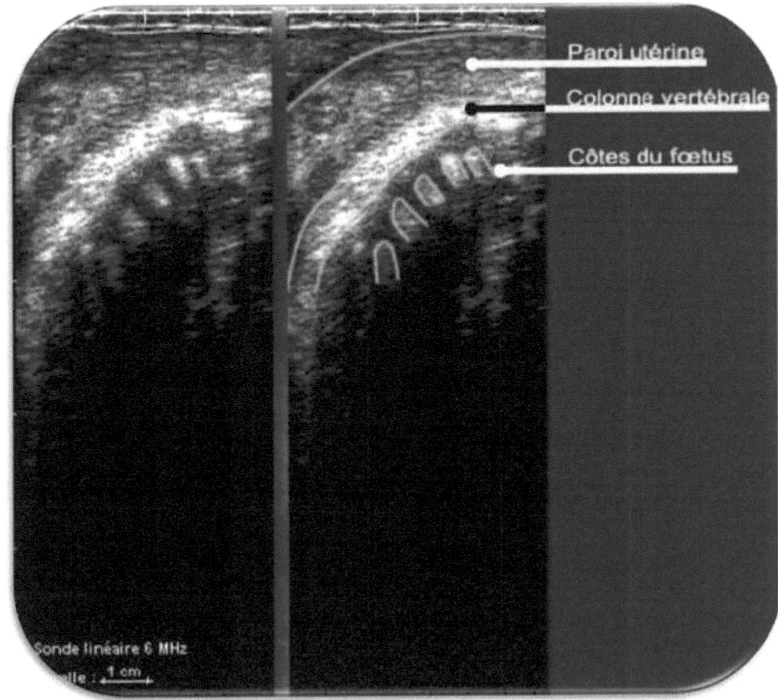

Figura 55. Feto mumificado
(Foto Calais e Dreno 2004)

O maneio da reprodução e da criação na espécie bovina, e mais especificamente nas explorações de reprodução e produção de leite, é uma tarefa veterinária muito importante e onerosa, pois exige dos clínicos uma sólida formação na especialidade, que lhes permita escolher o melhor tratamento para cada caso clínico apresentado, após o estabelecimento de um bom diagnóstico baseado num melhor conhecimento etiológico durante a realização de um exame clínico do trato genital da vaca bem adaptado e bem gerido. Foi com este objetivo que este livro foi escrito e espero que ajude e contribua para o reforço das competências na área da patologia reprodutiva e, consequentemente, para o desenvolvimento do desempenho do médico veterinário.

REFERÊNCIAS BIBLIOGRÁFICAS

[01]. **ACHEMAOUI A.a, BENDAHMANE M.b**, (2015). Análise dos parâmetros de reprodução numa exploração privada de gado leiteiro na wilaya de Sidi Bel Abbés. Revue " Nature & Technologie ". B- Sciences Agronomiques et Biologiques, n° 14/ Janvier 2016, Pages 20 à 22.

[02]. **ADAMS G, BOLLWEIN H, BUCZINSKI S, CARRIERE PD, CHASTANT-MAILLARD S, COLLOTON J, CRUVINEL HMR, CURRAN S, DESCÔTEAUX L, DUROCHER J,GAYRARD V, GNEMMI G, GONZALES-BULMES A, LEFEBVRE R, MARTIN GB, MATSUI M, MIYAMOTO A, PARRAGUEZ H, PICARD-HAGEN N, RAGGI LA, RATTO M, SALE S, SALES ZLATAR F, STROUD B, VINOLES-GIL C** (2009). Guide pratique d'échographie pour la reproduction des ruminants. Paris: Med'com. 239 p. ISBN 978-2-35403-028-5.

[03]. **ALVES DE OLIVIERA L, AUBRY P, BADINAND F, BAREILLE N, BERTHELOT X, BOUCHARDE, BOUSQUET D, BRODEUR M, BUCZINSKI S, CARRIERE PD, CHANVAILLON A, CHASTANTS, COLLOTON J, DESCÔTEAUX L, DISENHAUS C, DORE M, DUBUC C, ENJALBERT F, GAYRARD V, HANZEN C, HARVEY D, LEFEBVRE R, NOUVEL X, OPSONER G, PICARDHAGEN N, ROY JP, SEEGERS H, STOCK A, TAINTURIER D, VAILLANCOURT D** (2012). VADE-MECUM de manejo reprodutivo de bovinos leiteiros na espécie bovina. *Annales de Médecine Vétérinaire*, 151, 247-256. Paris: Med'com. 240 p. ISBN : 978-2-35-403-093-3.

[04]. **BARR F, GASCHEN L** (2011). *Manual de ultrassonografia canina e felina da BSAVA.* Inglaterra: BSAVA. 222 p. ISBN 978-1-905319-30-5.

[05]. **BOUAZIZ O.** Patologia do útero (2012). Instituto de Ciências Veterinárias El-khroub, Constantine.

[06]. **BUDRAS KD, HABEL RE, WÜNSCHE A, BUDA S, JAHRMÄRKER G, RICHTER R, STARKE D** (2003). *Bovine Anatomy: An illustrated text.* Primeira edição. Hannover, Alemanha: Schlütersche. 138 p. ISBN 3-89993-000-2.

[07]. **CALAIS E.I.M, DRENO C.M** (2004). A ECOGRAFIA EM GINECOLOGIA BOVINA, OVINA E CAPRINA: REALIZAÇÃO DE UM CD-ROM DIDÁCTICO. Tese de doutoramento em medicina veterinária, Faculdade de Medicina de Créteil.

[08]. **DEGUILLAUME L** (2010). Inflamação genital pós-parto em vacas. Tese universitária, AgroparisTech, 206 p.

[09]. **DEGUILLAUME L, CHASTANT-MAILLARD S** (2009). Como diagnosticar a endometrite em vacas. Boletim do GTV, 49, 101-105.

[10]. **DORNIER P, DROUI X** (2013). Quistos foliculares em vacas leiteiras: avaliação ecográfica da eficácia do tratamento com progestina e relação com a inflamação genital. Tese para obtenção do grau de médico veterinário (Escola Nacional de Veterinária de Toulouse).

[11]. **EDMONDSON AJ, FISSORE RA, PASHEN RL, BONDURNT RH** (1986). A utilização da ultrassonografia para o estudo do trato reprodutor bovino I. Normal and pathological ovarian structures. Animal Reproduction Science, 12, 157-165.

[12]. **FIENI F, TAINTURUER D, BRUYAS JF, BATTUT I** (1998). Exame ecotomográfico dos ovários em vacas. Journées nationales des GTV, Tours 27, 28 e 29 de maio de 1998, 411415.

[13]. **FISSORE RA, EDMONSON AJ, PASHEN RL, BONDURANT RH** (1986). A utilização da ultrassonografia para o estudo do trato reprodutor bovino II. Condições não grávidas, grávidas e patológicas do útero. Animal Reproduction Science, 12, 167-177.

[14]. **HAGEN et al.** Reproductive Pathology 2016. 109, 35-44.

[15]. **HANZEN C.** (2014). Obstetrícia: O controlo farmacológico do parto em ruminantes (Université de Liège, VETE0443-1 Thériogénologie des animaux de production).

[16]. **HANZEN C.** (2014). Obstetrícia: Complicações obstétricas em ruminantes (Université de Liège, VETE0443-1 Thériogénologie des animaux de production).

[17]. **HANZEN C.** (2014). Obstetrícia: Distocias em ruminantes (Université de Liège,

VETE0443-1 Thériogénologie des animaux de production)

[18]. **HANZEN C.** (2014). Obstetrícia: intervenções obstétricas em ruminantes (Universidade de Liège, VETE0443-1 Thériogénologie des animaux de production).

[19]. **HANZEN C.** (2014). Pathologie : La maîtrise des cycles chez les petits ruminants (Université de Liège, VETE0443-1 Thériogénologie des animaux de production).

[20]. **HANZEN C.** (2014). Patologias: Uma abordagem epidemiológica da reprodução bovina. Gestão da reprodução (Universidade de Liège, VETE0492 Medicina do efetivo).

[21]. **HANZEN C.** (2014). Patologias: Anestro puberal e pós-parto na espécie bovina (Université de Liège, VETE0443-1 Thériogénologie des animaux de production).

[22]. **HANZEN C.** (2014). Patologias: Involução uterina e involução uterina retardada em vacas (Université de Liège, VETE0443-1 Thériogénologie des animaux de production).

[23]. **HANZEN C.** (2014). Patologias: Retenção placentária em vacas (Université de Liège, VETE0443-1 Thériogénologie des animaux de production).

[24]. **HANZEN C.** (2014). Patologias: Infertilidade e factores de infertilidade na reprodução bovina (Université de Liège, VETE0443-1 Thériogénologie des animaux de production).

[25]. **HANZEN C.** (2014). Patologias: Infecções uterinas em vacas (Université de Liège, VETE0443-1 Thériogénologie des animaux de production).

[26]. **HANZEN C.** (2014). Patologias: Quistos ovarianos em vacas (Université de Liège, VETE0443-1 Thériogénologie des animaux de production).

[27]. **HANZEN C.** (2014). Patologias: Patologias do trato genital feminino dos ruminantes (Université de Liège, VETE0443-1 Thériogénologie des animaux de production).

[28]. **HANZEN C.** (2014). Semiologia: aplicações da ultrassonografia na reprodução de ruminantes (VETE0443-1 Teriogenologia de animais de produção).

[29]. **HANZEN C.** (2014). Semiologia: A deteção de cio em ruminantes (Universidade de Liège, VETE0448-1 Sémiologie des animaux de production).

[30]. **HANZEN C.** (2014). Semiologia : A propedêutica do trato genital feminino dos ruminantes (Université de Liège, VETE0448-1 Sémiologie des animaux de production).

[31]. **HANZEN C.** (2014). Sémiologie : Le constat de gestation chez les ruminants (Université de Liège, VETE0448-1 Sémiologie des animaux de production).

[32]. **HANZEN C.** (2014). Semiologia obstétrica: A propedêutica obstétrica dos ruminantes (Université de Liège, VETE0448-1 Sémiologie des animaux de production).

[33]. **HANZEN C,** BASCON F, THERON L, LOPEZ-GATIUS F (2007). Quistos do ovário

[34]. **https://www.**laterre.ca/chroniques/page-conseils/gestation-de-jumeaux-en production-dairy-2nd-part/ (2020).

[35]. **https://www.**web-agri.fr/reproduction/article/181480/echographier-ses-vaches-allaitantes-soi-meme (2021). Ultrassom pelo agricultor: Identificar vacas prenhes para gerir os abates de aleitamento.

[36]. **JAUDON JP, PERROT C, VIAUD F, CADORE J** (1991). Bases físicas, tecnológicas e semiológicas da ultrassonografia médica. *Point Vétérinaire*, 23 (135), 11-18.

[37]. **KÄHN W** (1994). Atlas de diagnósticos ecográficos. Paris: Maloine. 255 p. ISBN: 2 224-02282-4.

[38]. **KAMIMURA S, OHGI T, TAKAHASHI M, TSUKAMOTO T** (1993). Retoma pós-parto da atividade ovárica e involução uterina monitorizada por ultrassonografia em vacas Holstein. The Journal of Veterinary Medicine Science, 55, 643-647.

[39]. **KHURSHEED AS, MADHUMEET S, (2018).** Ultrassonografia e laparoscopia como ferramenta de diagnóstico para avaliação da genitália em vacas. O jornal indiano de ciências animais. DOI: 10.56093/ijans.v88i11.85030.

[40]. **LEBASTARD D.** (1997) A ecografia em ginecologia bovina: possíveis utilizações na prática rural. Le Point Vétérinaire, 28, (181), 1089-1096.

[41] . **Marianna M. Jahnke, James K. West e Curtis R. Youngs** (2017). Avaliação de Embriões Bovinos Derivados In Vivo. https://veteriankey.com/evaluation-of-in-vivo-derived- bovine-embryos/.

[42] . **MARTINAT-BOTTE F, RENAUD G, MADEC F, COSTIOU P, TERQUI M** (1998). O princípio dos ultra-sons. Em Echographie et reproduction chez la truie : bases et applications pratiques. Paris : INRA, p. 10-15.

[43] . **MULLER E, WITTKOWSKI G** (1986). Visualização de características masculinas e femininas de fetos bovinos por ultra-sons em tempo real. Theriogenology, 25, (4), 571-574.

[44] . **PAUZAC F.** (1875). La dystocie chez la vache, tese para o diploma de veterinário. (École Nationale Vétérinaire de Toulouse). reprodução nos bovinos. *Revue de Médecine Vétérinaire*, 167, (1), 21-31.

[45] . **SINGH J, PIERSON RA, ADAMS GP** (1997). Atributos de imagem ultra-sonográfica do corpo lúteo bovino: correlações estruturais e funcionais. Journal of Reproduction and Fertility, 109, 35-44.

[46] . **STEENHOLDT CW** (1997). Capítulo 48 - Infertilidade devido a anomalias não inflamatórias do trato reprodutivo tubular. Páginas 294 - 303. In: Current therapy in large animal theriogenology. Primeira edição. Philadelphia: W.B. Saunders Company. P.1033-1061.

[47] . **TAVEAU J, JULIA J** (2013). Fisiologia e patologia da reprodução da vaca: Desenvolvimento de recursos didáticos online baseados em imagens de ultrassom do sistema reprodutivo. TESE PARA O DIPLOMA DE MÉDICO VETERINÁRIO (Université Paul Sabatier de Toulouse).

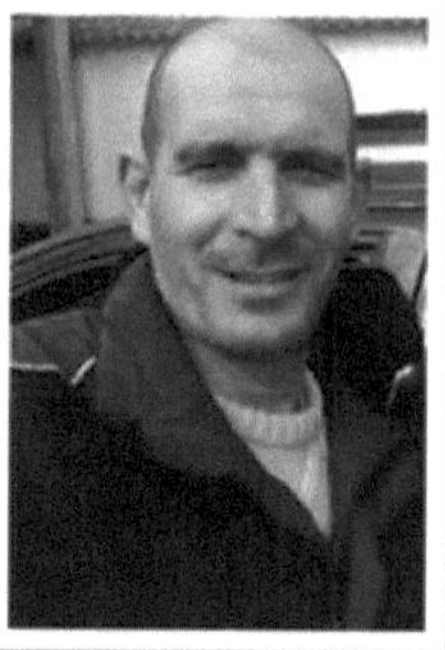

Nascido em 25.03.1966 em Khenchela (Argélia), o Dr. Zeroual Fayçal estudou veterinária na Universidade de Constantine, onde obteve o seu doutoramento em medicina veterinária em junho de 1992.

Exerceu a profissão de veterinário durante vinte anos (1992-2013), período durante o qual adquiriu e aperfeiçoou os seus conhecimentos e competências no terreno, nomeadamente no acompanhamento da criação e da reprodução de ruminantes. É considerado um pioneiro no domínio do melhoramento das raças bovinas através de programas de inseminação artificial.

Paralelamente à sua carreira veterinária, o autor dedica-se também ao ensino das ciências veterinárias na universidade desde 1993. Depois de ter trabalhado durante muitos anos como professor associado na UCBET (antigo Instituto Agro-Vétérinaire de l'Université d'Annaba), regressou à universidade em 2012 para completar duas pós-graduações (Magister e Doctorat es Sciences Vétérinaires). É professor no Departamento de Ciências Veterinárias há mais de dez anos.

Chefe de projeto de vários programas nacionais e internacionais (PRFU 2021; PNR 2022 e RISE H2020 CANLEISH: 101007653), o Dr. Zeroual Fayçal atribui grande importância à investigação científica e à formação pedagógica e prática. Diretor de várias teses de doutoramento, é também autor de vários artigos científicos.

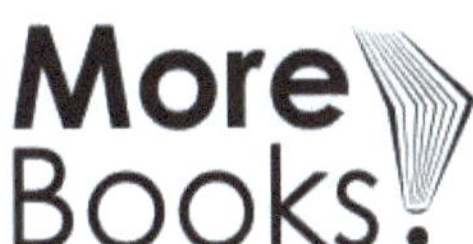

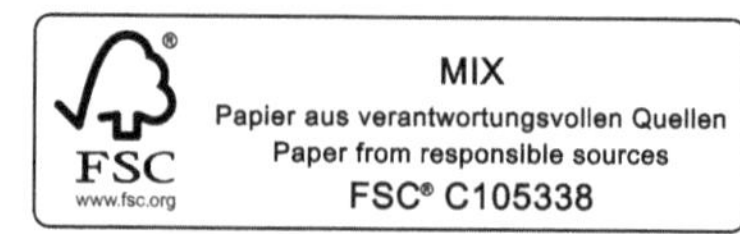